ナースのためのスキルアップノート

I want to improve my skills

看護の現場ですぐに役立つ
ストーマケアのキホン

患者さんの心と体のケア技術が身に付く！

梶西 ミチコ 著

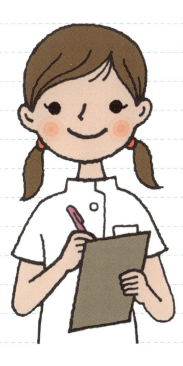

秀和システム

はじめに

　看護は人が人のことを想うことから始まり、その人の幸福のために何ができるのかを共に考えることで、自立した人づくりをめざします。医療において、真のサービスとは心の先廻りであり、思いやりを先取りできる看護は決して単なるサービスではなく、看護の質となりチーム医療の質となると考えます（チーム医療の核となる）。

　ストーマリハビリテーションは、人が病気の治療や回復過程において、生活障害や社会参加を困難にすることに焦点をあてます。さらにその人の人生を見据えたうえで、自立に寄り添うことが求められます。

　なぜならば、ストーマ造設術の対象となる疾患は腸や膀胱（ぼうこう）の悪性腫瘍、腸の炎症性疾患および外傷や奇形などであり、ストーマは病気の治療のために人工的に造られた排泄口でストーマの機能は健康のバロメーターとなります。

　健康回復・保持・増進とはいえ、人生の中途での排泄経路の変更は新たな排泄管理の学習と習得が必要です。さらにお腹から排泄物が出るということはボディイメージの変容となり精神的、肉体的負担は、危機的状況に陥りやすくなります。

　したがって、ストーマ造設術を受ける患者の看護は、術前から術後まで身体的ケアはもちろん精神面へのケアが求められます。

　ストーマ造設に伴う排泄障害の状況は、術前からある程度予測ができるために、個々の身体的、精神的、社会的要素を掌握して、具体的・緻密な看護計画の共有がストーマリハビリテーションの円滑なスタートとなります。

　本書は臨床現場におけるストーマケア看護の基礎について「知識と技術」を納得して実践できる「なぜ？」をわかりやすくまとめてみました。

2018年4月

梶西　ミチコ

看護の現場ですぐに役立つ
ストーマケアのキホン

contents

はじめに ……………………………………………… 2
本書の特長 …………………………………………… 7
本書の使い方 ………………………………………… 9
この本の登場人物 …………………………………… 10

chapter 1 ストーマの基礎

ストーマと共に ………………………………………………………………… 12
消化器と泌尿器の働き ………………………………………………………… 13
ストーマとは …………………………………………………………………… 15
消化管ストーマの造設を必要とする疾患 …………………………………… 17
泌尿器科ストーマの造設 ……………………………………………………… 18
 column 看護はチームの場を読み、場づくりをする調整役 ………… 20

chapter 2 ストーマリハビリテーション

ストーマリハビリテーションの目標 ………………………………………… 22
 column 自立した生活のための適切な援助 ……………………………… 23
消化管ストーマ ………………………………………………………………… 24
小腸ストーマ …………………………………………………………………… 26
ストーマのタイプ ……………………………………………………………… 27
尿路変向ストーマ ……………………………………………………………… 28
尿路ストーマの種類 …………………………………………………………… 29
尿路ストーマの管理 …………………………………………………………… 31
術前のストーマケア …………………………………………………………… 32

ストーマサイトマーキング	34
術直後の観察	36
術直後のストーマケア	37
患者への指導	38
回腸導管術直後	39
ストーマの観察	40
尿管カテーテルの管理	41
消化器ストーマ造設を受ける患者の気持ち	42
術直後のストーマ装具貼付時のポイント	43
面板ストーマ孔の穴あけ	44
ストーマ装具交換の実際	46
ストーマ早期合併症	52

chapter 3 ストーマスキンケア

スキンケアとは	56
皮膚の役割	57
ストーマ管理による皮膚	59
ストーマスキンケアの原則	60
皮膚障害の説明	61
ストーマ関連皮膚障害の分類	63
スキンケアの実際	65
ストーマ周囲皮膚の観察	68
ストーマ周囲皮膚のスキンケア	69

ストーマ周囲皮膚障害の原因	71
排泄物の付着による皮膚障害	73
ストーマ装具や粘着剤による皮膚障害	77
接触性皮膚炎	78
デルマドロームによる皮膚障害	79
ストーマケアの工夫	82
column　QOLを高めた皮膚障害の予防	84

chapter 4　ストーマ用品の特徴と使い方

ストーマ用品の特徴その使い方	86
皮膚保護剤とアクセサリー	97
小児のストーマ	104

chapter 5　退院に向けてのケア

ケアのポイント	108
セルフケアのステップ	109
セルフケア能力のアセスメント	110
セルフケア指導の基本姿勢	111
排泄物の処理方法	112
ストーマ袋の洗浄	113
ストーマ装具の交換手順	114

社会復帰用装具の条件 …………………………………………… 115
日常生活指導 …………………………………………………… 116
ストーマ晩期合併症 ……………………………………………… 121
継続看護とは …………………………………………………… 124
ストーマ外来 …………………………………………………… 126

参考文献 ………………………………………………………… 128
索引 ……………………………………………………………… 129

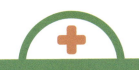

本書の特長

　ストーマケアの知識や手技は、ナースとしては、必ずマスターしなければならない分野です。その手技は、複雑で大変に見えます。しかし、背景にある正しい知識、また正しい手技の手順やコツまで含めると、実はとても奥が深いものです。
　本書では、ストーマに関係する、おおよその理解やケアの内容を体系的にまとめました。本書で正しいストーマケアに対応できるようになります。

役立つポイント1　十分な背景知識が得られる。

　一口にストーマというと、「ただ造設するだけ」というイメージを持つかもしれません。しかし、実際には、目的の異なる様々なストーマ装具が存在します。また、ストーマリハビリテーションやスキンケアなど、多くの看護があります。これらに対する正しい知識がなければ、患者さんによいケアを施すことはできません。ある患者さんの医療シチュエーションをみたら、いったいどんなストーマ造設の仕方やケアを選択すればいいのか、本書を読めばそれがわかるようになります。

役立つポイント2　体系的なテクニックの記載

　ストーマケアに苦手意識を持っている人も多くいると思います。特に初心者の頃は、失敗を重ねて患者さんを怒らせてしまったりして、沈み込んでしまうこともよくあるでしょう。
　多くの場合、その場限りの助言を先輩から受けながら、なんとなくトライ＆エラーを繰り返して、慣れていくのがふつうです。しかし、ストーマケアに関する正しい知識は自分の中で持っていてしかるべきです。そのようなブレない支柱があると、エアポケットに入ってしまったときに立ち返ることができます。そして、「押さえておくべき要所のコツ」を意識することで、なんといっても上達も早くなるというメリットもあります。

役立つポイント3　根拠を明示し、わかりやすく説明

　単に「これはこうです」という事実を述べるだけでは、なかなか頭には残らないものです。「こういう理由があるから、こうする」という原理がわかると、理解も深まりますし、習得も早くなります。ですから、本書では細かいことでも、なるべくそのようになる理屈を解説するよう心がけています。また、看護師向けの書籍では、専門職を対象にしているということもあり、専門用語が多用される傾向にあります。しかし、看護師といえども専門用語を使われたら、わからないものはたくさんあります。一般の方に説明するようなやさしい言葉であればすぐに理解できるのに、わざわざ専門用語で書いてあるため理解ができず、その専門用語を調べるためにさらに専門書を引っ張り出して調べるという非常に面倒なことになりがちです。

　そこで、本書ではそうした煩わしさを排除できるよう、できるだけやさしい言葉を選択し、専門用語も理解しやすいように配慮してあります。一般書を読む感覚で、スイスイと読み進めることができるはずです。

　看護師になりたての方だけでなく、ある程度経験のある方の知識の整理にまで幅広く参考にしていただければ幸いです。

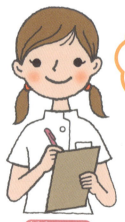

ストーマケアの基本的な
ポイントを理解しましょう。

新人ナース

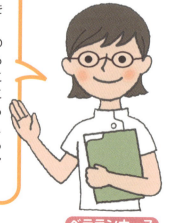

ストーマケアは、チームの絆の強さで結束された患者中心の医療です。医師が適確な診断・治療を円滑に行えるようにチーム全体で支援体制を整えます。
診断・治療で目まぐるしく揺れ動く患者の心の小さな変化にも大きな愛を込めることができるのが看護です。看護とは、人が人のことを想うことから始まるのです。「何が患者に起き、そのことでどのような影響を受け、変化を受け入れることが必要か」、患者の最も身近にいることで、変化に気づくことができ、変化の意味を考える先取りの看護の実践です。そのためにストーマの基礎をしっかり学習しましょう。

ベテランナース

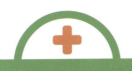

本書の使い方

　本書はChapter 1からChapter 5までで構成されています。
　ストーマに関する前提知識、ストーマ用品の特徴と使い方、ストーマリハビリテーション、ストーマスキンケアというように順を追って記載しています。順番に読んでいただくことで、ストーマケアにおける一連の流れがイメージできるようになります。

　Chapter 1では、ストーマとは何か、消化管と泌尿器の働き、ストーマの造設など、ストーマを理解するための基本を学びましょう。

　Chapter 2では、ストーマリハビリテーションについて学びます。ストーマ造設を必要とする疾患、術前のストーマケア、術直後の観察、術直後のストーマケア、ストーマの観察、ストーマ装具貼付時のポイントなどを理解しましょう。

　Chapter 3では、ストーマスキンケアについて学びます。ストーマ管理による皮膚、ストーマスキンケアの原則、スキンケアの実際、ストーマ周囲皮膚のスキンケア、ストーマケアの工夫、皮膚障害のアセスメントなどを理解しましょう。

　Chapter 4では、ストーマ用品の特徴と使い方について、ひととおり解説を行います。様々なストーマ用品の種類や役割、特徴などを理解しましょう。

　Chapter 5では、退院に向けてのケアを学びます。セルフケアのステップ、セルフケア指導の基本姿勢、排泄物の処理方法、日常生活指導、継続看護とは、ストーマ外来などを理解しましょう。

　基本から学びたい人は最初から、ある特定の項目についてだけ知りたい方は途中から、というように読む人に合わせてどこから読んでも知りたい情報が得られます。それぞれの項目でポイントを絞って解説してありますので、好きなところから読んでもらって構いません。

　本書1冊でストーマケアの必要なことはすべて出てきます。しっかり理解をしていただいて、大いに活用してください。

この本の登場人物

本書の内容をより理解していただくために
医師、ベテランナース、先輩ナースからのアドバイスや、ポイントを説明しています。
また、新人ナースや患者のみなさんも登場します。

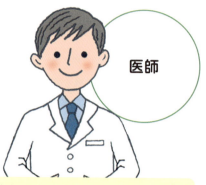

病院の勤務歴8年。的確な判断と処置には評判があります。

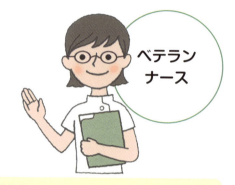

看護師歴10年。やさしさの中にも厳しい指導を信念としています。

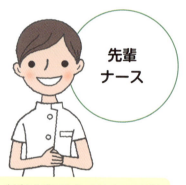

看護師歴5年。身近な先輩であり、新人ナースの指導役でもあります。

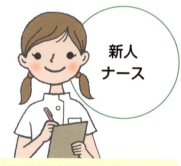

看護歴1年、いろいろな整形外科の症状について勉強しています。医師や先輩たちのアドバイスを受けて早く一人前のナースになることを目指しています。

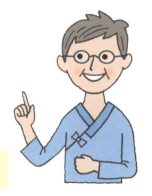
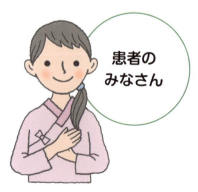

患者のみなさんからも、ナースへの気持ちなどを語っていただきます。

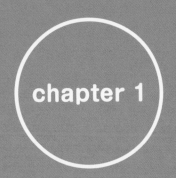

ストーマの基礎

ストーマケアは排泄ケアです。
患者さんの心身の安全・安心のために、
専門的な知識と技術を提供しましょう。

ストーマと共に

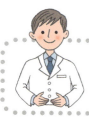

ストーマとは、ギリシャ語で「口」を意味します。医学的理由によって、人為的に造設された排泄口で、人工肛門と人工膀胱があります。

冷静に受け止める看護判断

患者さんは病気の説明、治療のための手術の必要性、その結果ストーマが造設される説明を受け、様々な葛藤の中で受け入れがたい現実を直視した決断を迫られます。患者さんの決断を支持し、冷静に受け止める看護判断が必要です。

心の準備

人が病気になり、入院して手術を受ける。その結果ストーマを造設することによって、生来の自然な排泄方法からまったく違った排泄方法に変わってしまう。さらに、お腹に穴が開き、そこから便や尿が出るというショッキングな自分自身のボディイメージの変化が生じています。患者さんは、これから起こることを想像し、一時的な精神的危機に陥ってしまうことがしばしば起こります。

その混乱した感情を表出できる人、できない人、しない人など、その人の今までの生き方での対処機制（コーピング）がなされます。

心は目に見えません。揺れる患者の心に寄り添い、受け止め、支援できる看護のひと手間がとても重要となり、その後の自律へのぶれない「ストーマと共に」という基本軸となります。

看護の役割

看護は人間を理解することから始まります。人を理解するためには、その人の歩いてきた社会的背景と、家庭環境を知ることが必要です。この過程を踏むことで、生活者としての人の理解につながります。ストーマ造設術を受ける患者さんの看護は生涯にわたって身体的ケアはもちろん精神面へのケアを共有できることが円滑なストーマリハビリテーションに寄与します。

消化器と泌尿器の働き

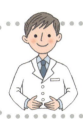
健康のためには、消化器や泌尿器の働きが重要です。個々の機能の再生・再構築がストーマ管理の基本軸となります。原理、原則をしっかり理解しましょう。

消化管と機能

消化管は口腔から食道、胃、十二指腸、小腸、大腸、肛門までの管腔臓器で食物を消化、吸収、排泄という役割があります。食物や液体が口腔から咽頭、食道を経て噴門を過ぎ胃内に送られる一連の運動を嚥下といいます。

各消化管の働きを示します。

① 食道は20〜25cmあり、胃内の逆流防止のため、食道内には高圧に保たれています。
② 胃は、蠕動運動と胃液によって食物は撹拌され消化します。胃液は1日に1〜3ℓ分泌されます。
③ 十二指腸には乳頭開口部があり、胆汁・膵液により、消化され小腸に流れます。
④ 小腸は空腸と回腸からなり、6.5〜7mの管で大腸と小腸との間に回盲弁があり、大腸から小腸への逆流を防いでいます。栄養と水分の大部分は小腸で吸収されます。水分の70〜80％を小腸で、残り20〜30％を大腸で吸収します。
⑤ 大腸は盲腸、結腸（上行・横行・下行およびS状）直腸の総称で長さは1.7mです。大腸の筋肉は平滑筋で、粘膜内反射で運動し、分節運動と大蠕動運動があります。

分節運動は結腸の膨隆を1つずつ越えていくような運動で、大蠕動は大腸内容を一挙に直腸方向へ送り出す運動です。便は逆蠕動により通常は結腸内に止まります。

泌尿器の働き

　尿生成から排泄に関わる器官を総称して泌尿器系と呼びます。泌尿器は体内各部で生じた分解産物を、血管によって運んできて、その中の老廃物を尿として排泄したり、血液の性状を一定にするための器官系です。

　右・左の腎臓、右・左の尿管、膀胱、尿道からなり、尿の排泄経路である腎杯〜尿道を尿路と呼びます。

　人体には上腹膜後方で背骨の両脇にそら豆の型をした臓器があって、血液中の老廃物を沪過して尿をつくっています。尿は尿管を通って膀胱に入り、適当な量になるまで蓄え、尿道から排出します。

　腎杯、腎盂、尿管を合わせて上部尿路といい、膀胱、尿道を下部尿路といいます。

　男性では泌尿器と生殖器が一部共通しており、尿道が尿路と精路としての役割をかねています。

　女性では、泌尿器と生殖器はそれぞれ独立しています。

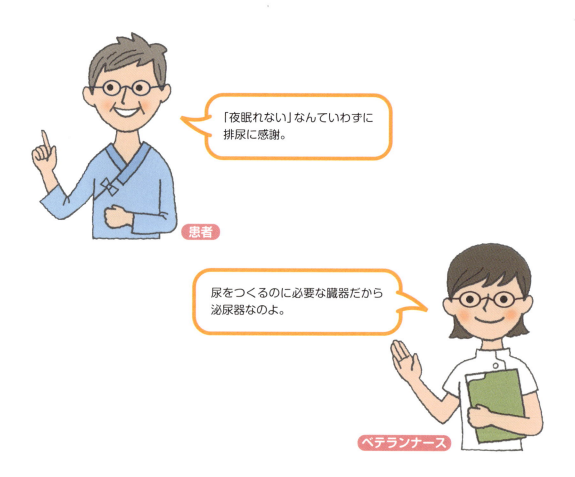

ストーマとは

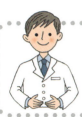

ストーマは消化管や泌尿器管に何らかの病変が発生し、病変部の切除や安静を目的に造設され、患者は排泄障害に陥ります。排泄障害のメカニズムを捉え、リハビリテーションを考えることが必要です。

ストーマとは

次のように分類され、広義には気管切開口、膵液瘻(えきろう)も含まれます。

①消化管ストーマ
②尿路ストーマ
③消化管と尿路のダブルストーマ

消化管ストーマとは

消化管ストーマの分類を次に示します。

▼消化管ストーマの分類

ストーマ造設腸管の部位による呼称	結腸	S状結腸 横行結腸
	小腸	回腸
ストーマの形態による呼称	単孔式 双孔式 離断式(二連銃式、分離式) 係蹄(けいてい)(ループ)式	
ストーマ造設期間による呼称	永久的 一時的	

尿路ストーマとは

病気の根治、QOLの改善、腎機能の保持のため尿路変向術が行われます。正常な尿流路と異なる経路により、つくられた尿の排泄口であり、一般的にストーマは病変より中枢側につくられます。尿路ストーマの分類を次に示します。

▼尿路ストーマの分類

1. 腎瘻
2. 膀胱瘻
3. 尿管皮膚瘻
4. 回腸導管
5. 尿禁制型　　Aコックパウチ
　　　　　　　Bインディアナパウチ

尿路変向術であるがストーマがない自排尿型尿路変向術もあります。

▼自排尿型尿路変向術(ストーマがない!!)

A. 尿管S状結腸吻合術	現在は行われていない。
B. 自然排尿型代用膀胱	腸でパウチをつくり、これに尿管を吻合し、さらに尿道に吻合し自然排尿できるようにする。排尿は腹圧で行う。 尿を貯めすぎると、残尿が多くなる。夜間尿失禁がある。

目的に応じたストーマを正しく理解することが大切です。

先輩ナース

消化管ストーマの造設を必要とする疾患

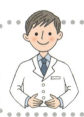

消化管に発生した病変部の切除や切除後の創傷の安静の目的でストーマが造設されます。病変の部位や病態によってストーマの機能・形状が異なります。

消化管ストーマとは

消化管は口から肛門まで連続してあり、この消化管の途中で便を排泄するために、腹部につくられた排泄口で**消化管ストーマ**と総称しています。

●永久的結腸単孔式ストーマ

永久的結腸単孔式ストーマの造設を必要とする疾患は次のとおりです。
・下部直腸癌
・骨盤内他臓器悪性腫瘍
　（卵巣、子宮、膀胱、前立腺癌など）

●永久的結腸（小腸）双孔式ストーマ

永久的結腸（小腸）双孔式ストーマの造設を必要とする疾患は次のとおりです。
・切除不能大腸癌　・癌性腹膜炎
・放射線性直腸炎　・排便機能高度障害
・難治性痔瘻　　　・炎症性腸疾患

●一時的結腸（小腸）係蹄（ループ）式ストーマ

一時的結腸（小腸）係蹄（ループ）式ストーマの造設を必要とする疾患は次のとおりです。
・閉塞性大腸癌　・潰瘍性大腸炎
・大腸腺種症　　・腸管吻合部縫合不全
・鎖肛、ヒルシュスプルング病
・大腸全的術時の予防的造設

●一時的小腸双孔式ストーマ

一時的小腸双孔式ストーマの造設を必要とする疾患は次のとおりです。
・外傷
・絞扼性イレウス
・憩室炎
・突発性

▼ストーマ造設の実際

	永久的		一時的	
	結腸	小腸	結腸	小腸
単孔式	◎	△	△	△
係蹄式	△	△	◎	◎
二連銃式	○	○	△	△

泌尿器科ストーマの造設

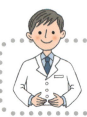

泌尿器管に発生した病変のために腎機能が低下した場合、腎機能の保持や増進のために尿路変向術が行われます。

ストーマ造設が必要である理由

ストーマ造設が必要である理由と疾患は、次のとおりです。

・病気の根治、QOLの改善、腎機能の保持のためやむなくストーマが造設される。
・ストーマは病変より中枢側でつくられる。
・膀胱癌、周囲臓器疾患の浸潤、外傷、放射線性膀胱炎

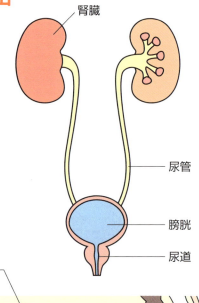

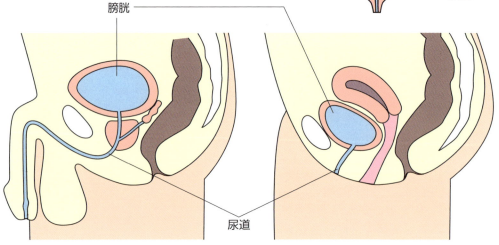

尿路ストーマが造設される疾患

このストーマの造設を必要とする疾患は、次のとおりです。

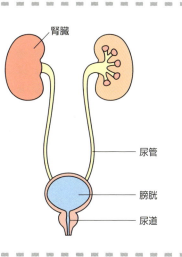

- 悪性腫瘍
  膀胱癌、前立腺癌、尿道癌
  周囲臓器疾患の浸潤（外陰癌、子宮癌、直腸癌など）
- 炎症
  尿路結核による萎縮膀胱
- その他
  放射線性膀胱炎、神経因性膀胱、尿路外傷など

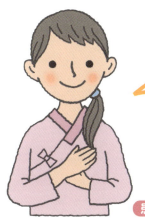

患者：泌尿器は身体のクリーニング屋さんですね。これからの健康のために手術を頑張ります。

ベテランナース：泌尿器の働きは命を守り、健康を取り戻す大切な役割です。

看護はチームの場を読み、場づくりをする調整役

　ストーマは患者の健康の保持・増進のために造設された結果の排泄障害です。患者にとって健康のバロメータとなるストーマの機能を知識化し、排泄障害に対応できる技術の習得が必要です。
　また、排泄障害者は孤立しがちです。専門的なノウハウを持つチームワークで情報を収集・共有し、タイムリーな支援体制を整えましょう。看護はチームの場を読み、場づくりをする調整役です。

ストーマ
リハビリテーション

排泄障害の捉え方とその障害に対する
リハビリテーションのあり方を考えましょう。

ストーマ
リハビリテーションの目標

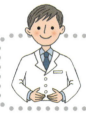

ストーマリハビリテーションのスタートは術前からです。相手の立場に立って全人的な生涯にわたるケアが必要です。

目標

ストーマと合併症の障害を克服して、心身ともに自立して社会生活への回復、QOLの保持、増進が図れることです。そのために社会参加の不利益、活動の制限を最小にするための支援を継続的に行うことが必要になります。

特徴

ストーマは疾病に起因する治療の結果生じる中途排泄障害であり、生活上の制約が生じるばかりでなく、不可逆的な形態上の変化はボディイメージに影響を及ぼします。また、疾病の治療の結果に生じるため、障害の程度は予測可能な中途障害となります。

●術前

ストーマ造設が決定した時点からストーマリハビリテーションが始まります。ストーマケアは排泄障害であり、患者さんを生活者として理解することが必要です。専門的知識と技術をもって全人的ケアが求められます。医師からの説明を確認し、患者さんの言葉から思いや理解度を把握しましょう。

●術直後

術後の回復が円滑にすすむことが目標であり、そのためには①異常の早期発見②合併症の予防③確実なストーマケアの提供が必要です。ストーマ造設直後の患者さんにとってストーマケアの良否は初めての排泄に対する医療従事者の態度で決まります。ストーマと共に生きていこうという勇気を与えるためには笑顔と会話が欠かせません。

● **退院前**

装具交換方法を習得することで、ストーマの自己管理への前向きな取り組みができてきます。十分なセルフケア能力のアセスメントを行い、装具交換、練習回数の計画を立てます。必要的ヘルプケアの支援者（家族地域者）の介入を図ります。

社会生活に適応できるように身体の変化や生活の変化に応じた対処、新たに生じた問題を解決するためのノウハウや学習の参考となる機会を提供します。患者会、ストーマ外来、社会福祉制度の活用ができます。

医療の質は患者さんが評価します。多職種のチームワークで患者さんの理解を助けましょう。

先輩ナース

column
自立した生活のための適切な援助

ストーマ造設による障害の特徴は、手術前からその種類や程度が予測できます。したがって、術前ケアの意義は大きく、術後に起こりうる排泄障害の管理を円滑にするための準備や障害受容の援助のために、患者さんの同意を得ながらのインフォームド・コンセントが不可欠です。

病気の治療のため、手術により排泄障害とボディイメージの変容をきたす中途障害を乗り越えて、自立した生活を送るために、障害受容の情緒的援助、排泄の管理、合併症対策、栄養指導、日常生活指導などの具体的な援助を適切な時期に行うことが求められます。

消化管ストーマ

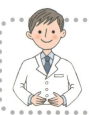
消化管ストーマは造設する腸管部位では結腸ストーマと回腸ストーマに大きく分類されます。ストーマのタイプにより単孔式ストーマと双孔式ストーマに分類され、期間により永久的ストーマ、一時的ストーマに分類されます。

結腸ストーマ

結腸ストーマは上行結腸、横行結腸、下行結腸、S状結腸に分類されます。

●上行結腸ストーマ

腹部の右側につくられるストーマで水様から泥状の便が300〜500ml／日排泄されます。

▼上行結腸ストーマ

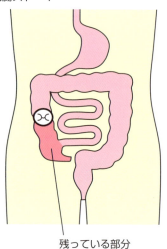

残っている部分

●横行結腸ストーマ

横行結腸の右側〜左側によって便の形状がやや異なり、泥状便から軟らかい便が排泄されますが、ストーマはおへその近くにつくられます。

▼横行結腸ストーマ

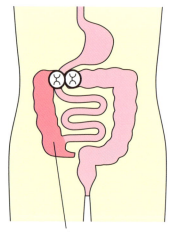

残っている部分

● **下行結腸ストーマ**

腹部の左側につくられるストーマ。泥状ないし、形のあるやわらかい便が出ます。

▼下行結腸ストーマ

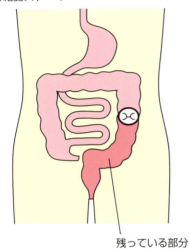

残っている部分

● **S状結腸ストーマ**

腹部の左側に造られ、形のある便が180〜200g／日が排泄されます。

▼S状結腸ストーマ

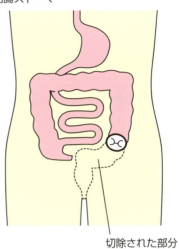

切除された部分

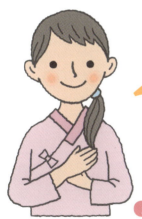

患者:
大腸のストーマは上行結腸、横行結腸、下行結腸、S状結腸につくられるのですね。もっと覚えやすい言葉はありませんか？

ベテランナース:
大腸ストーマのことをコロストミーといいます。

小腸ストーマ

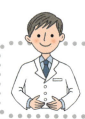

小腸は栄養吸収、水分吸収、免疫能を担う生命維持に重要な機能を呈します。小腸の切除範囲によって栄養管理、脱水管理が必要になります。

回腸ストーマ

腹壁の右側に造られるストーマで小腸の回腸末端で造られる。刺激の強い消化酵素を含んだ水様〜泥状の便が排泄されます。

▼回腸ストーマ

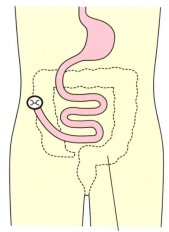

切除された部分

▼消化管ストーマ別による便の性状とpHの関係

	回腸ストーマ	上行結腸ストーマ	横行結腸ストーマ	下行結腸ストーマ	S状結腸ストーマ
性状	水様				固形
量	多い				少ない
pH	高い				低い

○排泄物が水様になると、ストーマ装具と皮膚との間に排泄物が入りやすいため、排泄物漏れの原因となりやすくなります。
○排泄物の量が多いと、ストーマ装具の面板の溶解・膨潤(ぼうじゅん)が早まる可能性が高くなります。
○排泄物のpHが高いと、アルカリ性の排泄物が皮膚を刺激し、皮膚障害が起こる可能性が高くなります。

専門的な技術の提供が必要

ストーマのタイプ

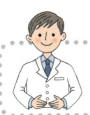
開口部の数による分類では、単孔式ストーマと双孔式ストーマに分類されます。

単孔式・双孔式ストーマ

ストーマの形態により排泄孔が1つの単孔式と排泄孔が2つの双孔式ストーマに分けられます。単孔式ストーマはほぼ円形ですが、双孔式ストーマは離断式（二連銃、分離式）と係蹄式（ループ）があり、造設手技によって異なります。

▼単孔式ストーマ

排泄孔が1つなので円形です。

粘液瘻（ねんえきろう）を低くして、円形に近づけた双孔式ストーマです。

▼双孔式ストーマ

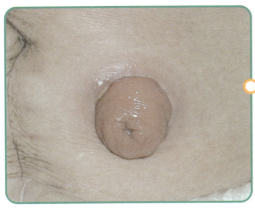

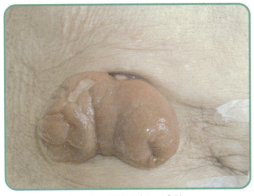
抜去後の係蹄式（ループ式）

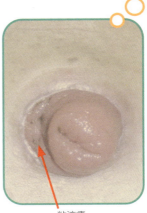
粘液瘻

尿路変向ストーマ

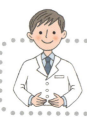

尿路ストーマが造設される目的は、病気の治療、QOLの改善、腎機能の保持のためです。

尿路変向ストーマとは？

尿路疾患のために尿道から尿を排出できない患者に対し手術的に腹壁に穴を開けて尿を排泄させる方法を**尿路変向術**といいます。泌尿器科領域で用いられるストーマとは、尿路変向に際し、皮膚に開けられた尿の排泄口です。腎機能の保持・増進のための尿路変向術です。

尿路ストーマの特徴

尿路ストーマには、次の特徴があります。

・排泄物が液状で持続的に流出し量が多い。
・術後はカテーテルで留置される。
・尿路感染が直接腎機能に影響する。

ストーマの種類により合併症、管理方法が異なります。尿は放置するとアルカリ性に傾くため放置した尿との接触により皮膚障害を起こします。

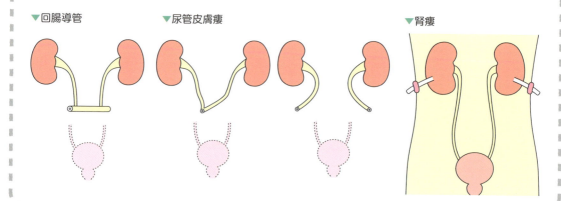

▼回腸導管　▼尿管皮膚瘻　▼腎瘻

尿路ストーマの種類

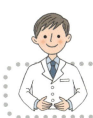

尿路ストーマは非禁制（失禁型）と禁制（非失禁型）に分けられます。

腎瘻
じんろう

癌の尿管浸潤などで尿管が利用できない場合、永久的となり、腎機能を改善、あるいは悪化を防ぐ目的でつくられる一時的の腎瘻があります。腎は左右にあるので留意が必要です。

▼腎瘻

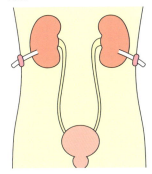

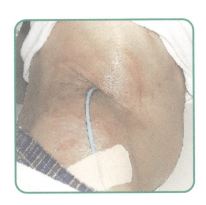

膀胱瘻
ぼうこうろう

再建不能な尿道狭窄、尿道癌、外陰癌などで永久的膀胱瘻となり前立腺肥大症などの急性尿閉で経尿道的に導尿が困難な場合、一時的に造設されます。

長期間の尿路変向を要する排尿障害がある小児など、経皮的にできないときに無カテーテル法が適応されます。

▼膀胱瘻

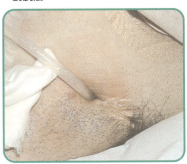

回腸導管

回腸を20cm空置し左右の尿管と吻合し回腸導管とします。尿路変向法としては、広く行われている方法でシングルストーマ、無カテーテルに確実にでき、腎感染の危険は少ないです。

▼回腸導管

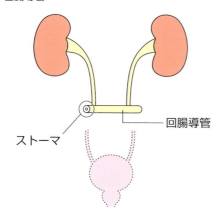

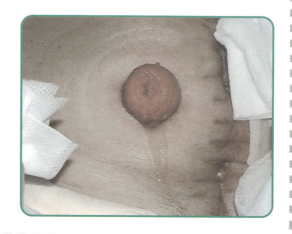

尿管皮膚瘻(ひふろう)

2つの尿管があり、尿管皮膚瘻も患者のQOLとストーマ管理を考慮し、一側ストーマ形式法や狭窄防止のための反転尿管乳頭形成、豊田法、有吉平塚法により、無カテーテル管理のストーマがあります。手術時間が短く、手術侵襲(しんしゅう)が少ないです(高度の肥満は1カ所にできない場合があります)。

▼尿管皮膚瘻

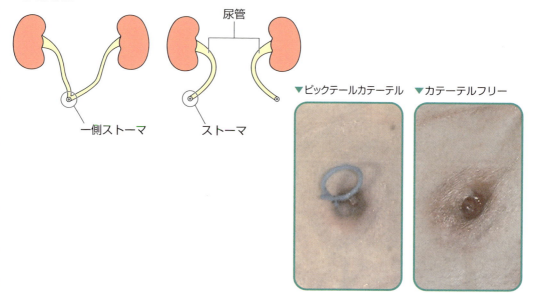

尿路ストーマの管理

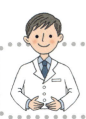

失禁型尿路変向術の原則はシングルストーマ・無カテーテルストーマですが、病態、術式状況に応じたストーマ管理が必要になります。

装具装着法

回腸導管・尿管皮膚瘻・膀胱瘻があり、ストーマ装具を使用し管理します。

カテーテル留置法

腎瘻・尿管皮膚瘻・膀胱瘻があり、カテーテルと採尿袋で管理します。

間欠的自己導尿法

造設されたリザーバー内の尿を定期的に自己導尿します。

●コックパウチ

小腸をリザーバーとし、尿失禁防止・逆流防止メカニズムにより低圧リザーバーで禁制型とし、定期的に自己導尿を行いパウチ装着が不要です。

●マインツパウチ

尿管をS状結腸に吻合。電解質のバランスに異常をきたすことから、現在は行われていません。

●インディアナパウチ

結腸・回腸を脱管状化し、回盲部(かいもうぶ)を利用した禁制ストーマです。

術前のストーマケア

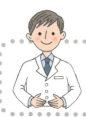

ストーマの受容と社会復帰の基礎をつくります。正しいストーマの理解と納得ができるための社会復帰のスタートラインです。

目的

精神的、肉体的に安定し納得した状態で手術を迎えます。

●手術やストーマに対する不安の緩和

まず、患者の思い、受け止め方を知ります。患者の言葉で聞くことで、ストーマの正しいイメージができるよう具体的な情報提供を丁寧に行います。

●医療従事者との信頼関係の確立

人は自分に起きていること、起きようとしていることをわかってほしい気持ちがあります。患者の表情、言動から精神状態を把握し、不安な気持ちを受けとめます。時間・場所を考慮して患者・家族が知りたいと思っていることを優先し、対応します。

術前の心理と患者教育の必要性

ストーマ造設が決定した時点から、ストーマリハビリテーションは始まります。

対患者教育は、医師からの説明後から開始します。

患者自身の言葉で、ストーマに関する理解度や思いの確認を行います。

ストーマ造設者（オストメイトといいます）の不安

人は育った環境、文化で人となり、価値観、人格が形成されます。一般的なオストメイトの想いをあげていますが、オストメイトは社会的、家庭的背景に目を向けた個別的対応を求めています。

オストメイトの持つ不安

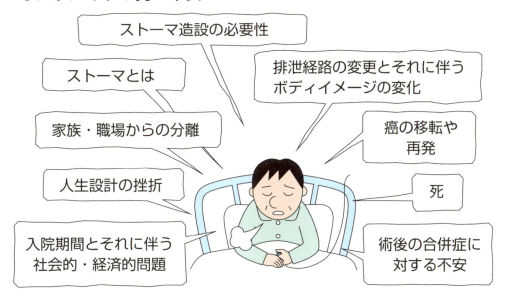

術前のケア

●術前アセスメント

医師からの説明、患者自身の経験と得た情報を統合しどのように理解し、対処しようとしているのか確認を行います。

- 患者の疾患に対する理解度
- ストーマ造設の必要性についての理解度の確認と援助
- 術前の生活スタイルについて：社会人として、生活者としての日常生活行動

●術前オリエンテーション

「ストーマとは」の説明：ストーマの機能と特徴
セルフケアの必要性について：ストーマとトイレットトレーニング
日常生活について　　　：ストーマとの共生での留意点
相談窓口について　　　：入院中、退院後の支援体制

ストーマサイトマーキング

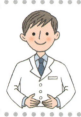

手術前にストーマを造るべき位置を体表上に選定して印をつけることです。患者と共に選ぶ共同作業を通じストーマの受容と信頼関係を築く機会としてとらえます。また、ストーマの位置は術後の合併症を防止し生活者としての装具の安定性を図ると共に、セルフケアの確立を容易にします。

 ## ストーマサイトマーキングの基準

ストーマサイトマーキングの基準としてクリーブランドクリニックの原則がありますが、この原則は標準体型の患者にしか有用ではなく、大村は様々な体型に当てはまるように修正したストーマサイトマーキングの原則を提案しています。

▼ストーマサイトマーキングの基準

クリーブランドクリニックの原則	大村の原則
成人の標準体重の患者に有用	様々な体型に有用
1）臍より低い位置 2）腹部脂肪層の頂点 3）腹直筋を貫く位置 4）皮膚のくぼみ、皺、瘢痕、上前腸骨棘の近くを避けた位置 5）本人が見ることができ、セルフケアしやすい位置	1）腹直筋を貫通させる 2）あらゆる体位（仰臥位、座位、立位、前屈位など）をとって、皺、瘢痕、骨突出、臍を避ける 3）座位で患者自身が見ることができる位置 4）ストーマ周囲平面の確保ができる位置 ※右ページ上図参照

出典：大村裕子編，カラー写真で見てわかるストーマケア，メディカ出版 2006

● セルフケア能力についてのアセスメント
- 基本情報・・・・・・・・・年齢、性別、学歴、職業、婚姻状況
- 家庭・生活環境・・・・・家族、キーパーソン、支援者の有無
- 社会・経済的状況・・・経済力、役割
- 身体的特徴・・・・・・・・視力、聴力、運動機能障害の有無、ADL
- 精神状態・・・・・・・・・・理解力、疾患やストーマの受容状況
- 既往歴・診断・・・・・・予定術式、予後など

● 心理状態のアセスメント（オストメイトの持つ不安）

手術を受ける患者の心理状態は、疾患の告知、治療、手術、再発、疾病など、危機的状況に直面して不安が大きいといえます。したがって、感情を表出できる人間関係を築き、プライバシーが保てる環境を準備します。また、不安を分かち合う家族のサポート患者の意思決定を支援できる体制を整備します。

●心理的アプローチの方法

①傾聴‥‥‥‥思いを聞くことに集中する。
②危機介入‥‥目の前の問題を解決することで、ストレスの緩和に努める。
　　　　　　　感情的な平衡が取り戻せるようサポートする。
③カウンセリング…専門的なアプローチ。

　上記の方法で看護専門職として、共感的に患者を理解し、責任を持って看護を実践することが重要です。

▼ストーマサイトマーキングの基準位置

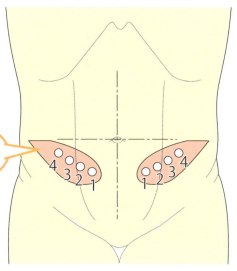

クリーブランドクリニックの原則にもとづくマーキングの位置です。

▼ストーマサイトマーキング

・仰臥位

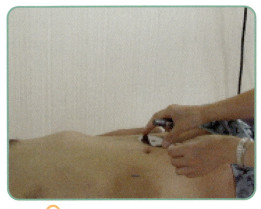

臍より下で腹直筋を貫き、くぼみ、しわ、瘢痕がありません。

・座位

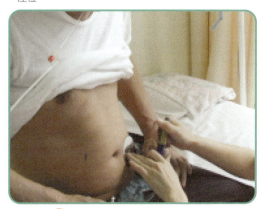

マーキングディスクの広さの平面が確保でき、本人が見ることができます。

術直後の観察

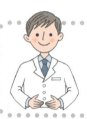

術直後は身体的変化と苦痛、精神的動揺がもっとも大きく不安定です。医療者の言動に過敏に反応することを念頭に、慎重で正確な判断と適切な技術の提供が求められます。

観察のポイント

手術記録と創、ドレーンの位置、ストーマサイトの評価、ストーマの位置を観察し、術場で貼付されたストーマ装具の安定と機能の評価を短時間に行います。

●ストーマ

ストーマの位置、ストーマのタイプ、ストーマサイズ、色、形、大きさ、高さ（ストーマ排泄口）、出血の有無、浮腫の有無、カテーテルやロッドの有無などを観察します。

●ストーマの縫合部

縫合糸の脱落や離開の有無、出血・排膿・感染の有無などを観察します。

●ストーマ周囲の皮膚

掻痒感（そうようかん）、発赤、びらん、疼痛（とうつう）、色調の変化などを観察します。

●排泄物

粘液や出血の有無、排ガスや排便の有無、排泄物の性状、排泄量などを観察します。

●装具の装着状態

便漏れの有無、皮膚保護剤の溶解の程度などを観察します。

●心理状態

患者の表情、訴え、態度、睡眠状態（漏れの体験の有無）などを観察します。

●手術創部

出血、感染の有無、ドレーンからの排液量と性状などを観察します。

●全身状態

バイタルサイン、疼痛、腹部症状、検査データなどを観察します。

術直後のストーマケア

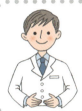

医療者の言動は患者さんに大きな影響を及ぼすことを認識し、患者の表情や言動を確認しながらスーパーモデルとなりましょう。知識に基づくアセスメント手際のよい技術が、術後の感染を予防し、リハビリテーションを円滑にします。

目的

術後の回復が円滑に進むことを目的としています。

● **異常の早期発見：五感を使ったフィジカルアセスメント**
全身を看て、心の声を聞き、検査データのチェック。

● **合併症の予防**
腹部を看て、炎症徴候、感染徴候のアセスメント。

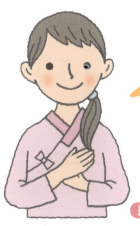

初めて見るストーマ。
私に手当てができるかしら？

患者

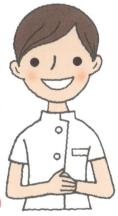

大丈夫ですよ。初めからうまくできる人はいませんよ。一緒に覚えていきましょう。

先輩ナース

患者への指導

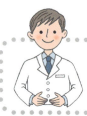

術後の苦痛の緩和に努め、コミュニケーションスキルを活用し、自尊感情が高められる環境を整えましょう。

ストーマケアに対する患者の認識の確認

術前オリエンテーションで個々が抱いたストーマのイメージと術後のストーマ管理への相違点を知ることで、排泄習慣の変更に適応できる自己管理の一歩となります。

- 術後は装具を装着し、定期的に自分で交換する。
- 排泄物がたまったら自分で内容を破棄する。
- ストーマケアを含め相談する窓口がある。

ストーマケア時の関わり方の原則

医療者の行うストーマケアがストーマの受容に影響し、イメージトレーニングになります。安全確実なストーマケアを提供しましょう。

- ケア時には「汚い、臭い、変」などの言葉や態度は慎む。
- 位置不良や形が不良でも患者の前ではそのことに関する言動は慎む。

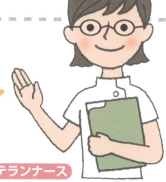

私は患者さんの思いを先取りできる看護のプロです。正しい知識と技術で心に寄り添います。

ベテランナース

回腸導管術直後

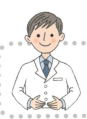

腎機能を保持、増進するために尿を体外に導く尿路変向に回腸を使用した手術法によるストーマ造設法を理解しましょう。

回腸導管術直後

尿流停滞や吻合部の狭窄予防のため、術後カテーテルが留置されています。腸管から分泌された粘液と尿の管理のため、水に溶けにくくカテーテル管理がしやすい装具が手術場で装着されています。

逆流防止機構

パウチ内に貯留した尿による逆行性尿路感染防止のため、二重構造になってパウチ内に貯留した尿の逆流を防ぎます。術後露呈されたカテーテルは、この逆流防止機構より下に留置してはなりません。

▼回腸導管術直後

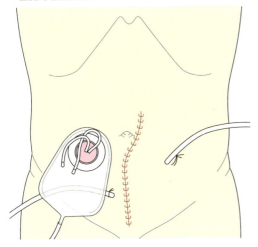

▼逆流防止機構

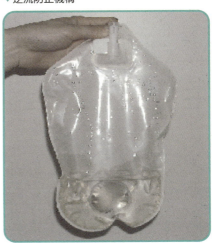

ストーマの観察

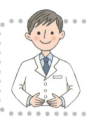

術後ストーマは浮腫をきたし、機能の回復と共に浮腫が軽減することを**ストーマの成熟**と呼びます。ストーマの意図的な観察が異常の早期発見、合併症の予防につながります。

意図的な観察

●尿の流出・性状
尿が持続的にカテーテルやストーマから排泄されています。尿は術直後は赤血球の混入があります。

●カテーテルの固定
縫合部の浮腫による尿の通過障害の予防と縫合部の安静のための通常1〜2週間カテーテルが留置されます。カテーテルが抜けないよう固定部・カテーテルの長さを確認します。

●ストーマの色、ストーマの浮腫、排泄物の有無
ストーマは血流環境の状態が色に反映されます。術後は浮腫となってますが、弾力性に富み、みずみずしく、赤色です。尿が持続的に排泄されます。

●ストーマ粘膜、皮膚接合部
局所感染の観察が必要です。縫合の状態、出血、排膿の状態、カテーテルの長さや抜去の有無を観察します。

●ストーマ装具装着部、皮膚状態
発赤、びらんなどの皮膚障害や掻痒感、疼痛の有無や自覚症状を観察します。

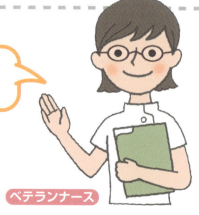

観察は看護の基本です。
観察に始まって観察に終わります。

ベテランナース

尿管カテーテルの管理

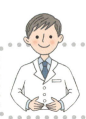

カテーテルの周囲に付着した腸粘液などの分泌物は取り除き、閉塞や感染予防に努めます。

尿管カテーテルを確認

左右の尿管カテーテルからの尿の排泄の有無とカテーテル長さ、固定の確認をします。このとき、右は斜め、左はまっすぐカットしていることで左右の腎機能と尿の排泄状況が把握できます。

▼カテーテルは右斜め、左まっすぐにカット

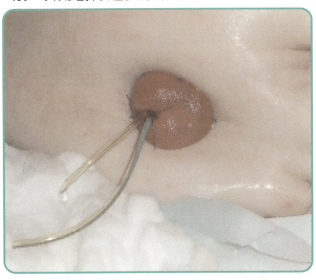

細い尿管の閉塞を予防するための大切なカテーテルです。事故抜去しないように管理しましょう。

消化器ストーマ造設を受ける患者の気持ち

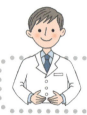

患者の気持ちは常に揺れています。

患者の素直な気持ち

ストーマに対するイメージは多様です。
　説明を受け、どのように応じ、ストーマをイメージしているのでしょうか。
　患者の言葉で確認しましょう!!

　人工肛門？　何か器械が付けられるのか？
　いままでと同じ生活ができるのか？
　恥ずかしい。
　知られたくない。
　けがれを感じる。

　また、ストーマ造設の原因となる疾患の治療や手術に対する不安も伴います。

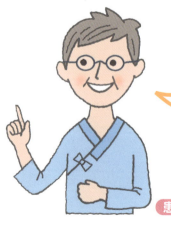

初めての経験だからわからないよ。
見たこともないしね。

患者

術直後のストーマ装具貼付時のポイント

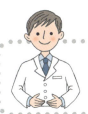

ストーマ周囲の手術創を含めた確実なストーマ管理により、創感染を予防します。

常に患者の心理面への配慮を忘れない

術直後は、装具を貼付した状態でストーマの観察が可能で、皮膚障害を予防でき、ストーマの機能に対応できる装具が必要条件です。

ストーマの種類に適応できる装具で、しかも創汚染を予防し苦痛の軽減が図れることが求められます。常に患者の心理面への配慮を忘れないようにしましょう。

▼ストーマ装具貼付時のポイント

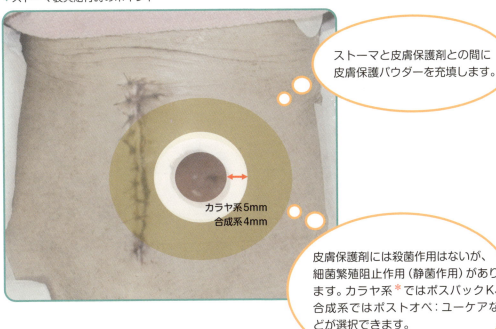

ストーマと皮膚保護剤との間に皮膚保護パウダーを充填します。

カラヤ系5mm
合成系4mm

皮膚保護剤には殺菌作用はないが、細菌繁殖阻止作用（静菌作用）があります。カラヤ系＊ではポスパックK、合成系ではポストオペ：ユーケアなどが選択できます。

＊**カラヤ系** 天然カラヤガムを使用した保護剤。変形しやすく粘着力が低いので皮膚の負担が少ない。これに対して合成系は粘着力が高く耐久性がある。

面板ストーマ孔の穴あけ

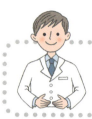

術後ストーマは浮腫をきたします。ストーマ粘膜を保護し円滑な機能促進のため、的確な計測と観察が必要になります。

術直後のストーマ

ストーマ径30mmの場合、面板ストーマ孔は径40mmとなります。ストーマの浮腫を予測し、ストーマのサイズより10mm大きくカットします。

術直後腸粘膜であるストーマは浮腫状で傷つきやすい状態です。

▼面板ストーマ孔の穴あけ

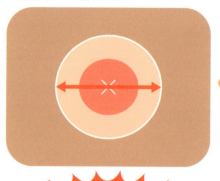

ストーマ径30mmの場合、面板ストーマ孔は径40mmです。

ストーマサイズより10mm大きくカットする。

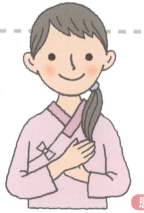

唇と同じ粘膜なんですね。触っても痛くない。暖かい。可愛い。

患者

ロッドやカテーテルがある場合

　ロッドなどが固定されている場合は、ロッドの下に面板を貼付します。

▼ロッド

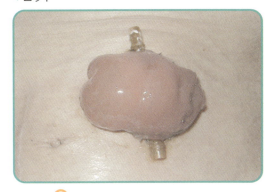

可動性のないロットです。刺入部の観察が大切です。

▼ネラトンカテーテル

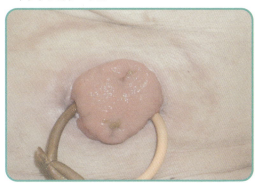

可動性のあるロットです。ケアしやすいように動かします。

　ストーマの陥没、陥凹、脱落防止のため、ロッドやネラトンカテーテルが挿入され約1週間前後で抜去されます。
　ロッドに可動性がある場合、ロットの下に面板を密着、可動性がない場合はロッドより2㎜大きくカットし面板装着します。
　ストーマと面板のすき間の皮膚に練状皮膚保護剤と粉状皮膚保護剤で保護します。ロッド、ネラトン刺入部、ストーマ粘膜皮膚接合部の観察で早期合併症の予防に努めます。

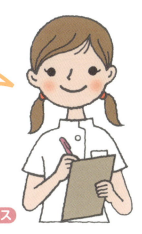

管はだいたい1から2週間で取れますよ。

新人ナース

ストーマ装具交換の実際

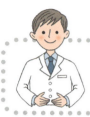
正中創やドレーン創など清潔な創が近接しています。創感染予防に留意したストーマケアで清潔創の管理を行います。

✚ 交換するときの注意

必要物品の準備を確実に行い、交換の途中で場を離れることがないようにしましょう。患者さんはオープンな状況で一人にされることがとっても不安です。

> ストーマ造設直後の患者にとってストーマケアの良否は
> **初めての排泄に対する医療従事者の態度で決まる**

○笑顔 ○会話あり	×無表情 ×会話なし
ストーマと共に生きていこうという勇気を与える	みじめで悲しい気持ちに拍車をかける

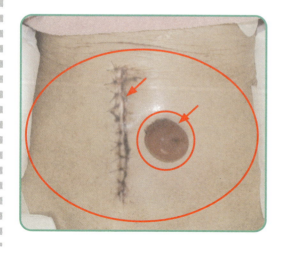

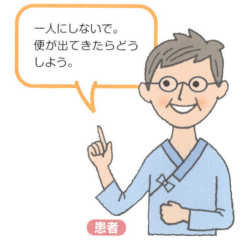

一人にしないで。便が出てきたらどうしよう。

患者

▼ストーマ装具を交換するための必要物品

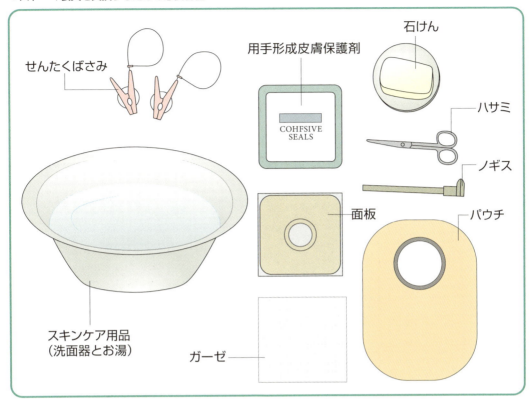

▼どの装具を選択しますか？

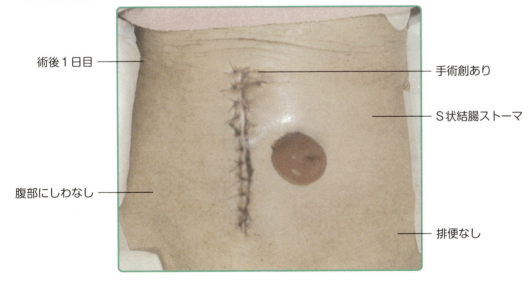

ストーマ装具の除去

患者に声かけながら9°〜12°の方向から片方の手で面板を持ち、片方の手で皮膚を押さえるように優しく患者の表情を見ながら除去します。このとき、剥離剤(はくりざい)を使用して痛みの緩和に努め、優しく除去します。ストーマ装具を除去したら、ストーマに付着している便や粘液をトイレットペーパーで拭き取ります。

▼ストーマ装具の除去

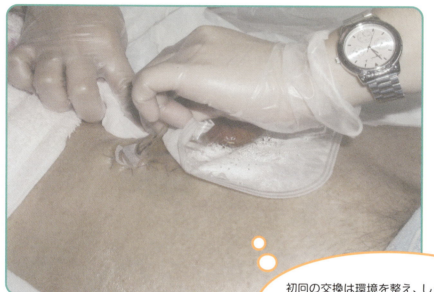

初回の交換は環境を整え、しっかり準備して、ゆとりを持って丁寧に優しく行います。決して慌てないように！

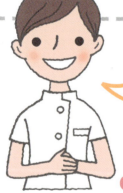

よく見ててね。痛くないから、大丈夫だから。

先輩ナース

痛くない。よかった。じゃあ、見てみよう。

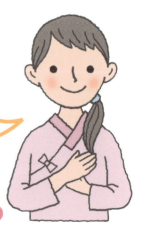

患者

皮膚の洗浄と観察

消化管ストーマの場合は、外からストーマ粘膜へ向かって洗います。尿路変向の場合は中心から外に向かって洗浄し、ストーマ周囲皮膚を洗浄します。このとき、石けんを十分泡立てストーマと周囲皮膚を石けんの泡で包み込み、微温湯で石けん成分を十分に洗い拭き取り、皮膚に付いている水分も押え拭きして乾燥させます。次に指で触れてべた付きがないことを確認します。もし、残っていたら剝離剤を使って確実に除去しましょう!!

▼皮膚の洗浄と観察

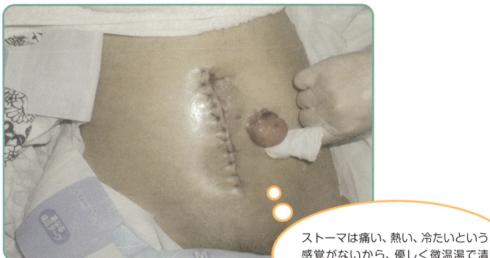

ストーマは痛い、熱い、冷たいという感覚がないから、優しく微温湯で清拭します。

次にストーマとストーマ周囲皮膚、創の観察を行います。術後の観察点と項目を表に示します。

▼術後の観察点と項目

観察点	観察項目
ストーマ	ストーマの位置、ストーマのタイプ、ストーマサイズ、**色**、形、大きさ、**高さ（ストーマ排泄口）**、出血の有無、浮腫の有無、カテーテルやロッドの有無
ストーマの縫合部	縫合糸の脱落や離開の有無、出血・排膿・感染の有無
ストーマ周囲の皮膚	瘙痒感、発赤、びらん、疼痛、色調の変化
排泄物	粘液や出血の有無、排ガスや排便の有無、排泄物の性状、排泄量
装具の装着状態	便漏れの有無、皮膚保護剤の溶解の程度
心理状態	患者の表情、訴え、態度、睡眠状態（**漏れの体験の有無**）
手術創部	出血、感染の有無、ドレーンからの排液量と性状
全身状態	バイタルサイン、疼痛、腹部症状、検査データ

ストーマの計測

▼術直後のストーマ

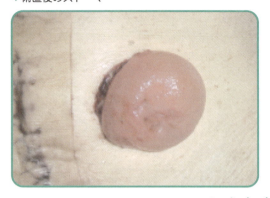
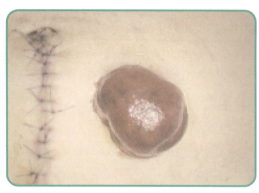

正常なストーマの浮腫。弾力性に富み、みずみずしい。

　ストーマ基部のたて、よこ、排泄口の高さを計測します。ストーマの浮腫は正常な発達過程で発生しますが、基部の大きさに変化はありません。ストーマの浮腫が10日以上持続する場合は全身状態の観察を行い、主治医に報告します。

▼ストーマの計測

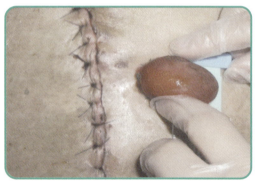
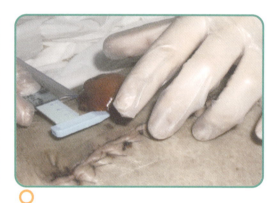
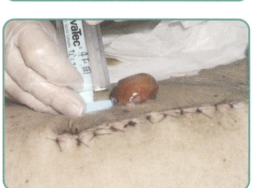

ストーマサイズは、縦○○mm、横○○mm、高さ○○mmとして表現します。このとき、ストーマの基部における高さは、排泄口の高さで計測します。

装具を貼付

中心から外側に向かって確実に密着させます。二品系装具の場合は、面板とパウチの確実な装着を確認してください。そしてストーマ袋の排泄口を密閉し、必要時、パウチカバーを使用します。しかし、術直後は観察のためにカバーをしないことがあります。

▼装具を貼付

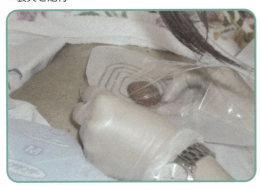
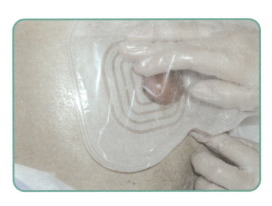

ストーマ粘膜皮膚接合部の抜糸

正中創の抜糸の頃に行います。吸収糸であっても肉芽の形成予防とストーマ粘膜への刺激を考え、術後1〜2週間で抜糸を行います。

▼ストーマ粘膜皮膚接合部の抜糸

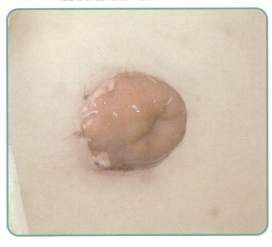

> 身体にとって、吸収系でも異物です。ストーマと皮膚にとっては持続する機械的刺激となっています。

ストーマ早期合併症

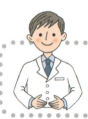

ストーマ造設に伴う合併症には様々な種類があり、発生時期や発生因子（発生部位）の視点で分類されます。

術後合併症の種類

術後合併症は、発生する時期や合併症の種類によって、次のように分類されます。

▼術後合併症の種類

発生時期	合併症の種類
早期合併症	ストーマ粘膜皮膚離開
	ストーマ陥没・陥凹
	ストーマ壊死
	ストーマ周囲皮膚炎・皮膚障害
	ストーマ部感染・周囲腫瘍
	ストーマ閉塞・腸閉塞
	ストーマ瘻孔
	ストーマ出血
	ストーマ外傷
晩期合併症	ストーマ脱出
	ストーマ傍ヘルニア
	ストーマ狭窄
	ストーマ静脈瘤
	ストーマ周囲皮膚炎・皮膚障害

▼手術に関連する合併症

発生時期	合併症の種類
早期合併症	1. ストーマの壊死 2. ストーマからの出血 3. ストーマ縫合部の離開 4. ストーマ周囲の膿瘍 5. 縫合糸肉芽腫 6. 内ヘルニア
晩期合併症	1. ストーマの陥没 2. ストーマ傍ヘルニア 3. ストーマの狭窄 4. 粘膜移植 5. ストーマ瘻孔形成 6. 過形成、ポリープ、癌

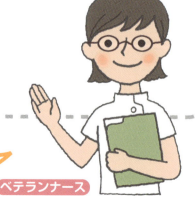

早期発見が大切なポイントです。そして「なぜ」を考えましょう。
ベテランナース

ストーマ粘着部

●壊死

粘膜が部分的、あるいは全周囲にわたって黒色を呈します。

▼壊死

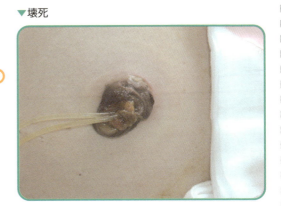

> 壊死は血液の循環障害です。ストーマの機能、壊死の範囲、色調の変化に留意した観察が大切です。

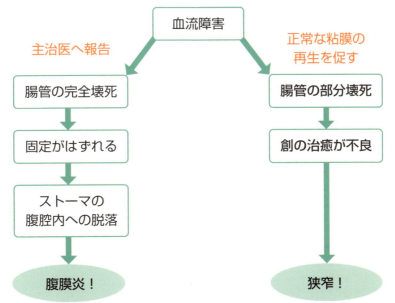

血流障害

主治医へ報告 → 腸管の完全壊死 → 固定がはずれる → ストーマの腹腔内への脱落 → 腹膜炎！

正常な粘膜の再生を促す → 腸管の部分壊死 → 創の治癒が不良 → 狭窄！

●浮腫

粘膜が腫れた状態で、弾力性に欠けます。術直後の急性炎症が原因で術後3～4日が最も強く、その後、軽減していきます。

▼浮腫

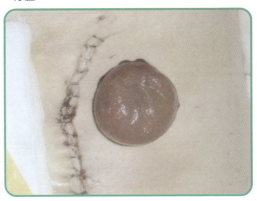

> 生理的な誰にも起きる症状です。ストーマの機能と腹部のフィジカルアセスメントを行い、1週間以上続く場合は医師に報告します。

ストーマ粘膜皮膚接合部

●粘膜の部分壊死

粘膜皮膚接合部が部分的に黄色を呈します。造設時の不適切な血管処理や糖尿病、動脈硬化などに伴う血流不良が原因として考えられます。洗浄後皮膚保護剤、パウダーを散布し、粘膜の保護、再生を促します。

▼粘膜の部分壊死

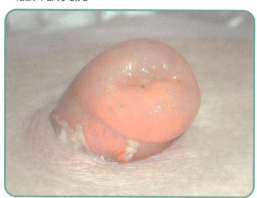

> 部分壊死の拡大や皮膚・粘膜接合部の離開などに留意した観察が重要です。

●粘膜の皮膚離開（壊死や創感染などの結果発生）

縫合糸がはずれ、粘膜と皮膚が離開し、開放創となります。創傷治癒環境を整える目的で、創傷の洗浄後排泄物の流入を防止します。パウダー、ペースト、用手形成皮膚保護剤を使用し、感染の拡大を防止します。

▼粘膜の皮膚離開

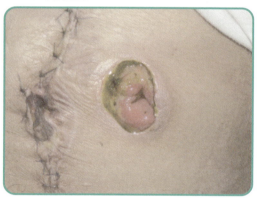

> 排泄物・離開創からの排液などで汚染された創は、洗浄によって清潔にし、保護しましょう。

●肉芽腫

ポリープ様の病変が見られます。持続的な慢性刺激により粘膜が過形成したもので、出血しやすい傾向にあります。面板のサイズの変更を必要とし、座位立位などで変化を観察しましょう。また、良性と不良肉芽がありますので、主治医に報告が必要です。

▼肉芽腫

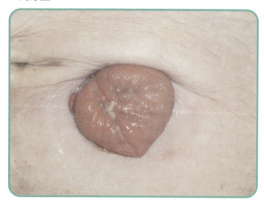

ストーマスキンケア

スキンケアの原則は、皮膚の清潔を保つ、刺激物の除去、
機械的刺激を避ける、感染防止です。

スキンケアとは

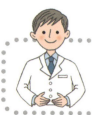
皮膚の生理的機能が促進される環境を保持増進することで、その人のQOLを亢進(こうしん)させるケアです。

✚ スキンケアの定義

スキンケアとは、次のように定義されています。

- 皮膚の機能を妨げるものを取り除いたり、皮膚を保護するものを塗ったりすること（看護行為用語分類より）。
- 皮膚障害を予防し、障害皮膚を健康な状態に維持する局所管理（日本ストーマリハビリテーション学用語集）。

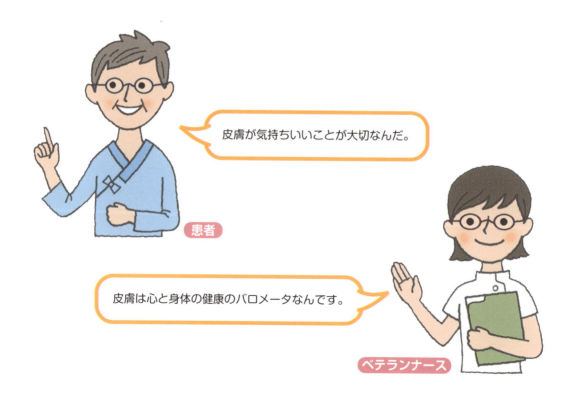

患者：皮膚が気持ちいいことが大切なんだ。

ベテランナース：皮膚は心と身体の健康のバロメータなんです。

皮膚の役割

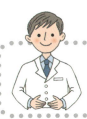
皮膚は人間の体を包んで外界からの刺激から保護している人体最大の臓器であり、社会的コミュニケーションツールとしての役割も大きいです。

皮膚とは

表皮、真皮、皮下組織で構成される人体最大の組織で、病原体などの様々な刺激から体を守り、体内の水分が蒸散しないようにして生体のバランスを維持します。

▼皮膚の構造

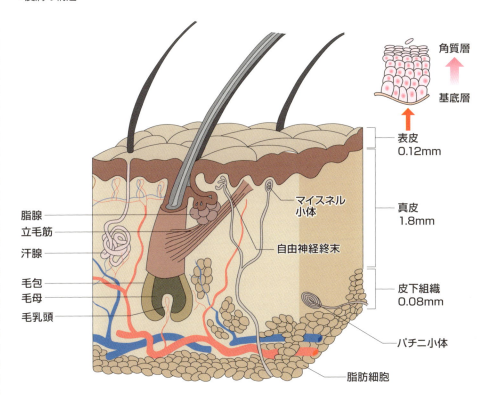

皮膚の役割

●角質層のバリア機能

●水分喪失防止（皮脂膜）（セラミド、皮脂、フィラグリン、NMFなどが関係因子）

　角質細胞間脂質と皮脂腺から分泌される皮脂、汗腺から分泌される汗が表皮表面を覆い、これが皮脂膜となって水分喪失を防止しています。

●保湿機能（角質細胞間脂質、天然保湿因子）

　角質細胞間脂質は皮膚のなめらかさや柔軟性を保ち、天然保湿因子（NMF）は表皮顆粒層に局在する角質層水分保持機能を有します。

●体温調節機能

　皮膚は体温を一定に保つ目的から、気温が高ければ皮膚から熱を放出して、汗を分泌したり、気温が低ければ皮膚からの熱の放出を抑えたりする体温調節の機能を持っています。運動によって体温が上昇すると、毛細血管が広がることによって、血流が増えて熱を放出します。また、皮膚から汗が分泌されることで、汗の蒸発によって熱が奪われて体温が下がります。

●静菌・緩衝作用

　表皮細胞は抗菌ペプチドを産生し化膿菌の増殖を防ぐ、サイトカインを産生し皮膚での炎症反応の誘導に関与します。また、トール様受容体をもち、細菌、真菌、ウイルスの感染防御を担っています。

●経皮吸収機能

　毛包、皮脂腺を介する経路と直接表皮細胞を通過する経路があり、表皮細胞経路の吸収は微少です。皮膚湿度や温度の上昇によって亢進します。

●免疫機構としての役割

　一般免疫細胞は、T細胞、B細胞、マクロファージが免疫、アレルギーに関与し、マクロファージは真皮に存在し、貪食能が強いです。免疫細胞は、特異なランゲルハンス細胞と表皮細胞が免疫の機能を有し、表皮細胞はサイトカインの産生、分泌で免疫反応に関与します。

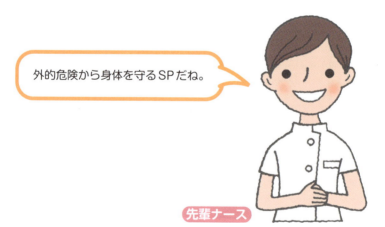

外的危険から身体を守るSPだね。

先輩ナース

ストーマ管理による皮膚

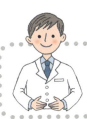

ストーマの機能が円滑に行われる体内外の環境について、皮膚の機能が調整、維持している重要な役割があります。

ストーマ周囲の皮膚ケア

●ストーマには排泄物（便や尿）が付着している

ストーマは人工的に造られた排泄口であるため人工肛門の場合は便が、人工膀胱の場合は尿が、ストーマに付着しているため、周囲皮膚への汚染が考えられ皮膚障害の原因となりやすくなります。便の中には細菌、消化酵素、食物残渣(ざんさ)があり、尿は体外に出るとアルカリとなり皮膚刺激となります。

●発汗や汚れが付着している

皮膚は環境湿度が上昇すると体中にあるエクリン腺が汗を分泌し、毛孔を経て皮脂を表皮に分泌します。夏期に亢進し男性の方が皮脂の分泌量も多いため、汗や皮脂が常に付着しています。

●ストーマ装具を貼付する。装具を剥がす

ストーマ装具の皮膚保護剤には粘着剤が含まれ、固着します。しかし、粘着剤には通気性阻害と剥離刺激が発生するため、剥がすときは優しく皮膚に粘着剤が残らないように丁寧なスキンケアが必要になります。

> 面板の裏を観察すると、皮膚保護剤の溶解や膨潤が認められます。

●ストーマ装具交換時

ストーマと周囲皮膚へ付着している排泄物を取り除き、石けんを泡立て面板を貼付していた部分の皮膚を優しく洗います。人工肛門は排泄物に細菌、食物残渣、消化酵素が含まれるため、貼付部位の外側から内側に、人工膀胱は内側から外側に洗浄します。あらかじめ泡になっている洗浄剤やクリーム状の洗浄剤を使用するのもよいでしょう。粘着剤などの汚れが十分に除去できたら、石けん成分が皮膚に残らないようにぬるま湯で優しく洗います。

▼面板の裏を観察する（ストーマ装具交換時）

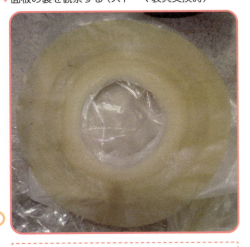

ストーマ近接部の皮膚の状態
pH、角質層の水分保持能力は高い。水分量は多い。

ストーマスキンケアの原則

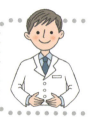

体内とストーマ装具装着による外部環境の変化は皮膚の機能に影響を与え、皮膚が本来持つ機能を十分発揮できるよう皮膚の健康保持、増進するのがスキンケアの原則です。

✚ スキンケアの基本

●皮膚の清潔
基本的なスキンケアとして入浴やシャワー浴を行います。また、ストーマ装具交換日はお風呂場で装具交換後、皮膚の清潔ケアを行うとよいでしょう。

●刺激物の除去
ストーマの機能・皮膚の状況に適した皮膚保護剤付きのストーマ装具を使用し、皮膚刺激を最小にします。皮膚障害の原因となる身体から出る汚れ（皮脂、汗、古くなった角質）排泄物を付着させないように工夫します。

●物理的刺激の回避
愛護的な装具交換を行います。ストーマ装具の適応日数・オストメイトの全身状態、皮膚の健康状態、ストーマの機能に合わせ、計画的に装具交換を行います。このとき、体毛は短くカットし、剥離剤を使用し皮膚を押さえながらやさしく剥がすと皮膚への負担が軽減されます。

●感染予防
皮膚には多数の皮膚常在菌が生息しており、皮膚の生理的機能が低下（角質層のバリア機能・温度調節機能・静菌緩衝作用・経皮吸収作用）により皮膚常在菌の数が増えて起炎菌（感染菌）となります。したがって、スキンケアの原則を守り、皮膚保護剤の適切な交換間隔を守り、漏れる前に交換を行います。

皮膚本来の機能を十分に発揮ができるようにすることがスキンケアの原則です。

先輩ナース

皮膚障害の説明

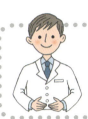

皮膚障害とは、皮膚構造の連続性が途切れた状態および正常な皮膚生理機能が低下した状態をいいます。「表現した言葉＝実際の状態」となるように正しく説明することが必要です。

正しく表現する

●用語の定義を正しく理解しましょう。

皮膚障害のアセスメントは視診によってなされます。肉眼的特徴による代表的な皮診を取り上げます。

紅斑（こうはん）：毛細血管拡張などが原因で皮膚表面に発赤を伴った状態。

浸軟（しんなん）：水分に浸り、軟らかくなる現象。ふやけること。

びらん：表皮の不完全な欠損による皮膚の連続性が失われた状態。

潰瘍（かいよう）：皮膚や粘膜や眼球（角膜や結膜）などを覆う上皮組織、即ち被覆上皮が欠損しその下層の組織に至った状態。

不良肉芽（にくげ）：表皮のささいな傷から感染・炎症が起こり、病的毛細血管が増殖する難治性の肉芽。

真菌感染（しんきん）：爪が厚くもろくなったり、皮膚がむけたり、毛が抜ける、皮膚が白くなったり、赤くなったりしているといった変化がみられる感染症。

細菌感染：ウイルス感染と違い、多症状はあまりなく、原則として単一の臓器に菌が感染するもので、複数の臓器へ同時に細菌感染が起こるケースは稀。

偽上皮腫性肥厚（ぎじょうひしゅせいひこう）（**PEH**）：尿路ストーマで起こりやすい皮膚過形成状態。ストーマ周囲皮膚が浸軟を繰り返すことによって起こる。

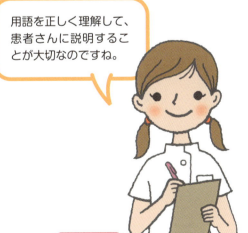

用語を正しく理解して、患者さんに説明することが大切なのですね。

新人ナース

色素沈着 炎症を起こした皮膚の一部分が、黒ずんで見えること。

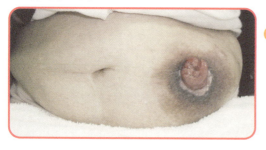

皮膚はとても賢い。スキンケアの原則が守られ、装具の適正な使用を守っているでしょうか。皮膚に「気持ちがいい」ことが大切です。

色素脱失 患部の皮膚がまだらに白くなること。

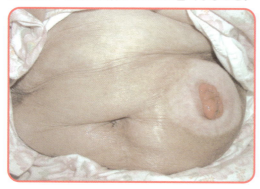

スキンケアの原則は守っていますか？ 皮膚保護剤は万能ではありません。心身の影響、生活習慣などが関与します。規則正しい生活を心がけましょう。

アレルギー反応：免疫反応が特定の抗原に対して過剰に起こること。ストーマ装具やアクセサリーや付属の成分によるアレルギー性接触皮膚炎は、それらのアレルゲンが皮膚に密着していることから感作を引き起こし炎症が起きる。

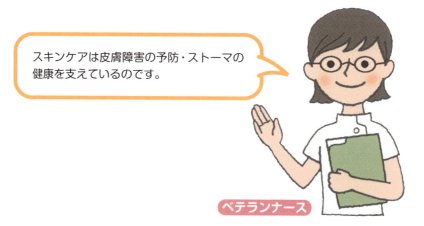

スキンケアは皮膚障害の予防・ストーマの健康を支えているのです。

ベテランナース

ストーマ関連皮膚障害の分類

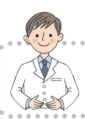

ストーマ周囲皮膚は、刺激性反応やアレルギーが発生しやすい環境にあることを念頭にスキンケアと観察が重要になります。

➕ 発疹（炎症または皮膚の色調変化）

排泄物による刺激性皮膚炎、皮膚疾患、接触性皮膚炎など。ストーマ排泄物からの刺激はストーマ周囲皮膚障害のもっとも多い原因です。

▼発疹

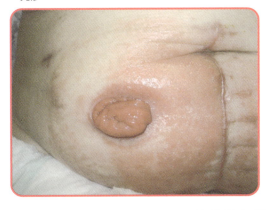

▼びらん性皮膚炎

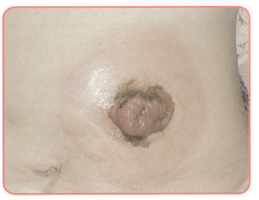

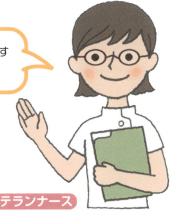

外部からの皮膚への接触物質が起こす表皮の炎症です。

ベテランナース

隆起性病変

　腸上皮化生を伴う過剰肉芽、腫瘍、皮膚疾患など。臨床的に有病性、易出血性の血疹としてみられ、肉芽腫または炎症性ポリープと呼ばれます。

▼隆起性病変

粘膜皮膚接合部とストーマ皮膚の過剰肉芽

肉芽腫と皮膚肥厚

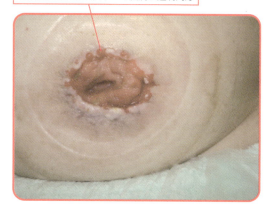
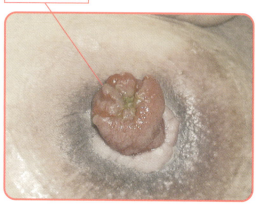

潰瘍

　接触性皮膚炎に関連したびらん、創離開、壊疽性膿皮症など。

▼潰瘍

ストーマ粘膜皮膚接合部離開

クローン病の回腸ストーマ近傍の壊疽性膿皮症

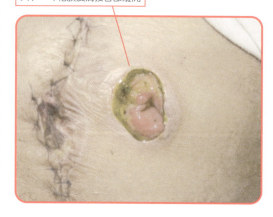
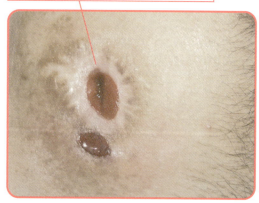

スキンケアの実際

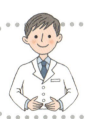
正しいスキンケアの習慣が目標です。そのために①患者の心身の導入準備 ②ゆとりのある時間 ③プライバシーの尊厳の確保 ④環境整備（温度、湿度、換気、採光）⑤確実な必要物品の準備が必要です。

面板を愛護的に剥がす

最初にストーマ袋の排泄物を廃棄しておきます。急な排泄に対応できるようにビニール袋をストーマ真下の衣類に挟みます。剥離刺激を最小にするためには、石けんの泡で濡らしながら剥がしたり、剥離剤を使用して患者さんの反応をみながら声をかけましょう。

▼装具を引っ張らない

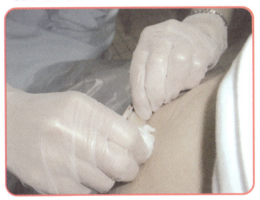

▼皮膚を押さえながら剥がす

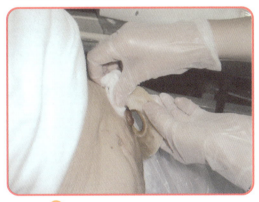

▼増粘剥離剤（ぞうねんはくりざい）

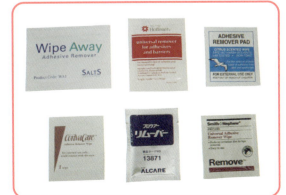

食後1時間後のゆとりのある時間に交換しましょう。看護師の言動は、患者さんにとってロールモデル（模範、手本）です。

面板の観察

剥がした装具の粘着面を観察し、排泄物の潜り込みはないか確認します。面板が均等に2mm溶けていたり、膨らんでいるときが交換の目安になります。観察した面板は速やかにビニール袋にいれてしっかり口を縛り、臭いを遮断します。

石けんを用いて汚れを落とす

よく泡立てた石けん、洗浄剤を用いて、面板貼付部位の外側からストーマの方向に優しく洗います。粘着剤などの汚れが十分に除去できたら、石けん成分が皮膚に残らないようぬるま湯で十分に洗い流します。

洗浄剤は家庭で使用している石けんやボディソープで大丈夫です。特別に用意する必要はありません。

▼石けんによる洗浄

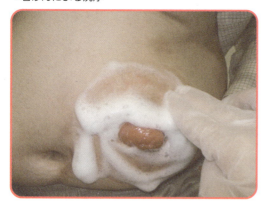

▼いろいろな洗浄剤

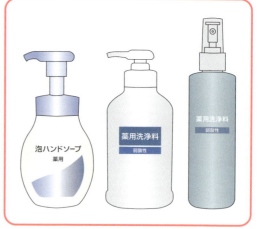

災害時に使いたいとき用の洗浄剤もあります。

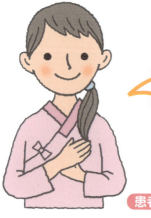

災害用の洗浄剤は水で洗い流さないでいいのですね。

患者

● **石けんの洗浄効果**

石けん成分の界面活性剤は油分になじみやすい疎水（親油基）部分と、水になじみやすい親水部分とで構成され、皮脂やほこりなどの汚れを親油基が取り囲み、皮膚から引っ張り上げた汚れを親水基が取り囲みミセルとなり、皮膚への再付着を防止します。

▼汚れが落ちる仕組み

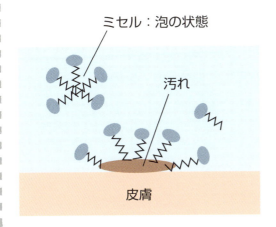
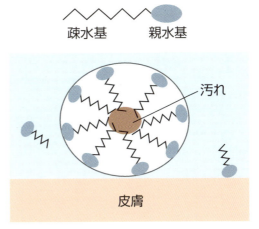

✚ ストーマ周囲皮膚を洗うときに使用する物

不織布、綿ガーゼ、キッチンペーパー、柔らかい布、ウェットティッシュ、柔らかいスポンジなどがあります。ウェットティッシュは洗浄剤、消毒液混入がありますので注意が必要です。

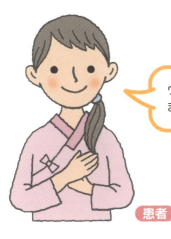

ウェットティッシュが簡単だから使ってました。皮膚を大切にします。

患者

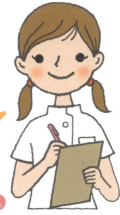

皮膚の健康を長く守るために、一手間かけてくださいね。

新人ナース

ストーマ周囲皮膚の観察

装具交換時、皮膚の観察を行うことで変化に気づき、異常の早期発見につながります。自覚症状、他覚症状を大切にした観察を行います。

部位によるアセスメント

●ストーマ近接部
排泄物によるびらんや潰瘍が生じやすく、ストーマ粘膜皮膚接合部の固定糸よる変化や偽上皮腫性肥厚(ぎじょうひ)、角質肥厚の変化が発生しやすいです。

●ストーマ装具貼付部外縁
外周縁による物理的刺激、粘着テープの刺激による紅斑(こうはん)や色素沈着、真菌感染の有無を観察します。

●ストーマ装具貼付部
皮膚保護剤そのものによる刺激やストーマ装具貼付による閉鎖環境での皮膚の変化を観察します。

▼ストーマ周囲皮膚の区分

← ストーマ近接部
← 皮膚保護剤貼用部

保護剤貼用部辺縁部
（粘着テープ貼用部）

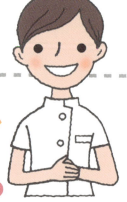

どこに変化が起きているのか、正しい名称で記録し、仲間に伝えます。

先輩ナース

ストーマ周囲皮膚のスキンケア

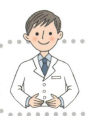

正中創やドレーン創への物理的な刺激を考慮しながら、皮膚の清潔と保護を図っていかなければなりません。

患者の全身状態の把握

体調の回復に伴う離床や食事の開始などADLの拡大による局所状態や排泄物の変化に注意します。バイタルサインの変動に留意したフィジカルアセスメントを実施します。また、体力回復への早期リハビリテーションも実施します。

長期的視点での観察

術後の治療計画に伴う社会的環境調整と継続看護体制の整備。
入院期間の短縮に伴う計画的なリハビリテーションを実施しましょう。

術直後のストーマケア

粘膜皮膚接合部の縫合部のケアと装具粘着面皮膚のケアを同時に行う必要があります。ストーマ局所状態、排泄物の変化に気づく予防的、保護的、確実なストーマ管理が清潔創への感染防止になります。

●感染予防、早期合併症の予防と発見

ストーマケア実施者の手洗後の手袋着用で感染予防に努めます。清潔創とストーマ粘膜皮膚接合部の炎症徴候（発赤、腫脹、熱感）に留置し確実な装具装着と漏れる前の交換が必要です。

社会復帰に向けてのストーマケア

　セルフケア習得のための円滑なスタートに向け、熟練した技術で確実なケアを提供します。患者さんは看護師が行うストーマケアを観察しながら、装具交換の方法や手順をイメージできるようになります。心理面にも配慮しながら確実なケアを提供しましょう。

　ストーマからの排泄管理は、ストーマ装具の装着が原則となります。ストーマ周囲の皮膚は通常の皮膚環境とは異なり、皮膚障害を起こす要因が多い状態にあります。

退院後のストーマケア

　日常生活の中でのストーマ管理であることを念頭に、ケアを行う必要があります。継続できる方法はシンプルなケアです。術後合併症の発生要因、好発時期などを理解しストーマ周囲の皮膚環境を理解し、予防的なスキンケアを指導しましょう。

　患者自身によるストーマスキンケア実施のポイントを下記に示します。

① 皮膚の状態や皮膚に影響を与える要因をアセスメントし、皮膚障害発生のリスクを軽減しましょう。
② 「洗浄・清潔」「保湿」「保護」の3つの方法で皮膚の健康を維持しましょう。
③ スキントラブルが発生した場合は、原因を取り除き、皮膚の健康を回復させる環境を整えなければなりません。ストーマ外来または看護師に相談しましょう。

化学療法や放射線療法中の注意点

　化学療法や放射線療法を行うことにより、皮膚の基底細胞に影響が生じます。化学療法の二次的な障害として水様便の持続、皮膚の落屑（らくせつ）や掻痒（そうよう）のために装具交換の頻度が増える場合があります。また、放射線療法中は、照射部位だけでなくその周囲にも影響が生じます。

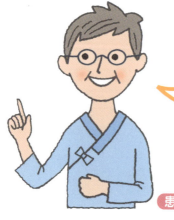

外来で治療を受けているから、皮膚をよく見て、看護師さんに相談しよう。

患者

ストーマ周囲皮膚障害の原因

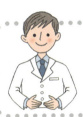

皮膚は健康のバロメーターです。心身の鏡です。その皮膚の障害の原因には化学的原因、物理的原因、生理的原因、医学的原因など、多種多様の要因が考えられます。

化学的原因

●排泄物による刺激

身体からでるものは、すべてがアルカリ性で皮膚刺激となります。ストーマ周囲皮膚に排泄物が付着することで発生、便、尿、汗や皮膚常在菌の代謝産物があります。

●皮膚保護剤や粘着剤の成分による刺激

皮膚保護剤といえども万能ではありません。その人の皮膚の生理的機能を阻害するスキンケアや粘着剤の成分が刺激となります。

物理的原因

●繰り返される皮膚保護剤の装着と剥離

粘着力と剥離刺激への不適切な対応。

●ストーマ装具による過度な固定や圧迫

高さのないストーマ管理の過度な凸型装具による圧迫やベルト、粘着剤による過剰な固定。

生理的原因

●閉塞環境下における発汗阻害

ストーマ装具装着による閉塞環境下でも皮膚の生理的機能を阻害せず、吸水、粘着作用が皮膚保護剤にはあります。しかし、不適切な体毛の処理、スキンケア・皮膚保護剤耐要量をオーバーしたとき、皮膚の生理的機能の低下をきたします。

●皮膚のアルカリ化

皮膚の酸性の膜が体調不良、不適切なスキンケア、飲食物のアンバランスで発生しスキントラブルになります。

- **雑菌繁殖**
  皮膚常在菌が不適切なスキンケアで増殖し起炎菌、感染菌となります。

- **感染**
  治療のためステロイド薬の使用による易感染、手術手技（縫合糸）ストーマ皮膚粘膜縫合部の感染によります。

医学的原因

- **デルマドローム**
  内因性皮膚症といわれ、内臓病変の皮膚表現です。肝疾患、腎疾患、糖尿病、悪性腫瘍が考えられます。患者の疾患や既往歴を把握して対処します。

- **治療**
  内臓病変の治療により、皮膚症状も消退します。

- **免疫力の低下**
  抗癌剤治療による有害反応として、手足症候群があります。ステロイド薬は免疫抑制作用があります。

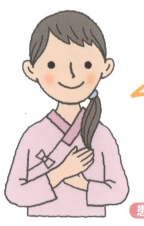

患者：皮膚障害の原因はわかったけど、どうしたらいいの？

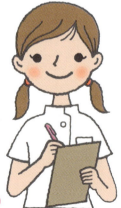

新人ナース：写真を見ながら原因と対策を一緒に考えましょう。

排泄物の付着による皮膚障害

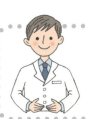
排泄物の接触性皮膚炎、過形成、角質肥厚を起こします。要因としては、不適切な装具の装着、ストーマの形態不良、ストーマ位置不良、排泄量が多いための漏れなどです。

原因と対策

●原因❶ 排泄物（便、尿、消化酵素）の付着

対策 排泄物が皮膚に付着しないようにします。そのためには原因の把握が必要です。面板のストーマ孔の指導（ストーマサイズより2mmから5mm大きいサイズ）、装具の密着が悪い、装具の交換間隔の不適切が考えられます。ベルト、パウダーなどのアクセサリーの活用とストーマケアの再指導を行います。

●原因❷ 過剰な発汗

対策 吸収能が高い皮膚保護剤、ストーマ袋は不織布付きのものを選択します。

▼排泄物の付着による皮膚障害

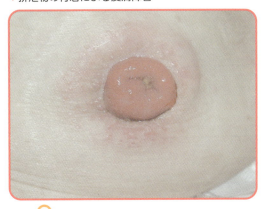

面板を除去した状態のストーマ周囲皮膚障害。「なぜ？」と考え、装着状況のアセスメントを行います。

装具、面板を装着した状態。皮膚障害の大きさに面板がカットされています。

▼面板の穴あけの大きさを調整する

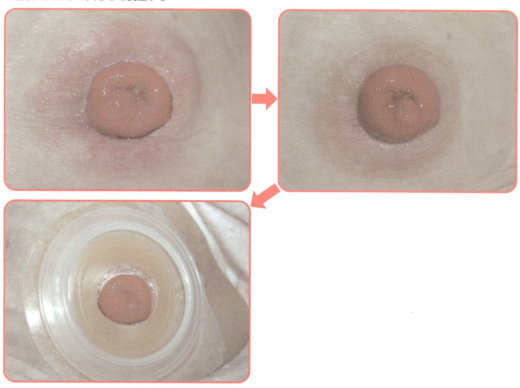

▼ストーマ近接部を練状皮膚保護剤で充填。

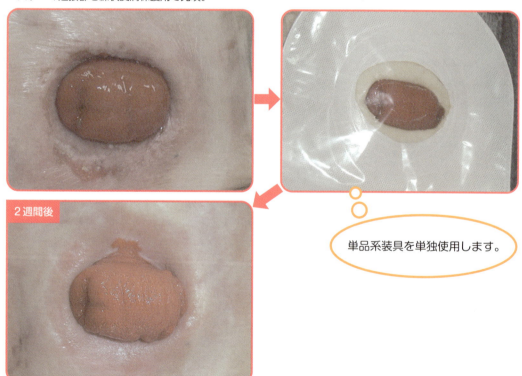

2週間後

単品系装具を単独使用します。

▼軟らかい皮膚保護剤の単品系装具へ変更。

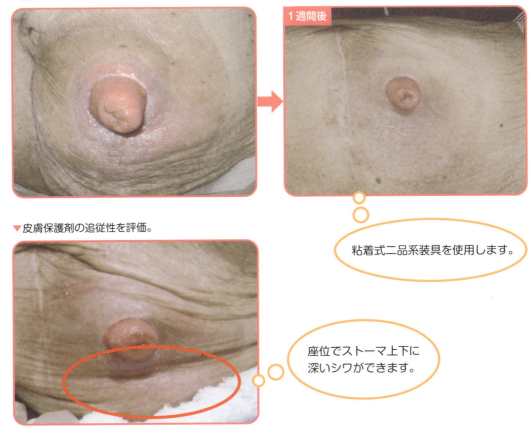

1週間後

粘着式二品系装具を使用します。

▼皮膚保護剤の追従性を評価。

座位でストーマ上下に深いシワができます。

▼皮膚保護剤の追従性

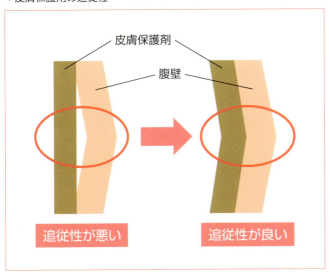

皮膚保護剤
腹壁

追従性が悪い　　追従性が良い

▼ストーマ装具を使用しなかった患者

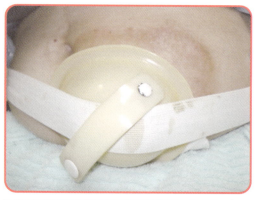
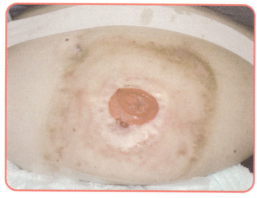

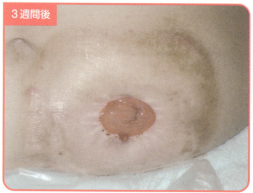
3週間後

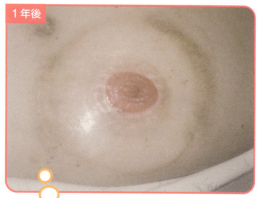
1年後

下痢、臭いに悩み、苦労することなく、装具のずれや衣類の不安がなくなりました。

●排泄物の付着を避けるためには

適切なストーマ装具を選択することが大切です。

▼ストーマ傍ヘルニア

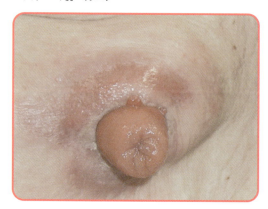
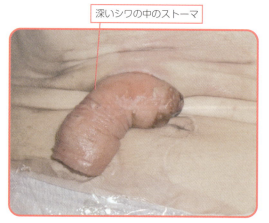

深いシワの中のストーマ

ストーマ装具や粘着剤による皮膚障害

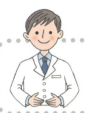

皮膚障害の部位が、ストーマ近接部、皮膚保護剤貼付部、皮膚保護剤貼付外周部により原因と対策が考えられるため観察が大切です。

➕ 原因と対策

●皮膚保護剤による直接刺激、アレルギー反応
対策：個々の患者に合った皮膚保護剤を選択します。パッチテストで陰性の皮膚保護を選択します。

●粘着テープによる刺激
対策：皮膚保護剤付き装具を選択します。

●不適切なスキンケア
対策：ストーマケアへの慣れから自己流に応用していることが考えられます。正しいスキンケアを実践します。また、皮膚保護剤の耐久性に適応した交換の指導を行います。

▼ストーマ装具除去直後

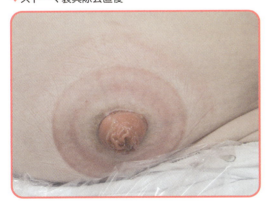

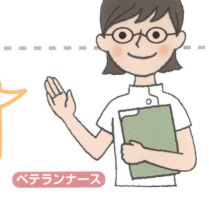

ストーマ管理による装具装着やストーマからの排泄物の刺激は、皮膚にとって生理的機能を低下させます。皮膚障害のリスクが高い意識を持った観察により早期の発見・治療に結び付きます。

ベテランナース

接触性皮膚炎

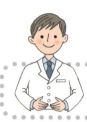

基本的に外部から皮膚への接触物質が起こす表皮の発症です。

➕ 一次刺激性接触性皮膚炎

接触性皮膚炎は、「表皮に接触した物質を排除する炎症反応」と定義されています。物質の表皮に対する直接的な傷害で生じ、誰にでも生じ得ます。辺縁明確（半透明）な紅斑として発生し浮腫状で水疱形成することもあります。

➕ アレルギー性接触性皮膚炎

感作リンパ球が関与するアレルギー反応です。ストーマ周囲アレルギーは装具交換による皮膚刺激、排泄物の刺激や湿潤環境は装具の中のアレルゲンが皮膚に侵入して感作を起こします。

➕ パッチテストの限界

皮膚保護剤の切片を用いて行うテストでは、アレルゲンの特定をすることは困難です。皮膚疾患の既往、自己免疫力を低下させる要因となる薬剤の投与、ストーマ造設部位や近接部へ照射などに該当する場合、術後皮膚障害発生のリスクが高くなります。

デルマドロームによる皮膚障害

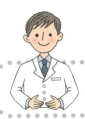

デルマドロームとは、全身性疾患に付随して現れる皮膚病変のことです。

原因と対策

● **皮膚障害を誘発すると思われる疾患**（クローン病、潰瘍性大腸炎（かいようせい）、糖尿病、肝臓病、甲状腺機能低下症、腎疾患、心疾患、アトピー性皮膚炎膠原病（こうげんびょう）がある）

対策 基礎疾患のコントロールを行います。適切なストーマケアを行います。

● **内臓に異常がなく発生する皮膚障害**

対策 症状に応じて、適切なストーマケアを提供します。ストーマ周囲皮膚の湿潤環境により真菌感染を発生、皮膚科受診後抗真菌剤ローションタイプを使用し装具を装着します。

▼尿の付着による真菌感染

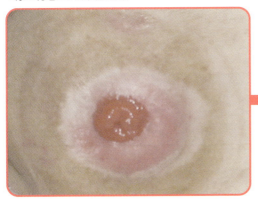

▼抗真菌剤を使用

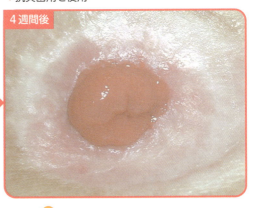

4週間後

アルカリ性に傾いたpHの高い尿による持続的皮膚の浸軟（しんなん）が原因です。

抗真菌剤の適正な使用、食生活、生活習慣の評価も行いましょう。

▼ストーマ装具貼付部に乾癬を併発

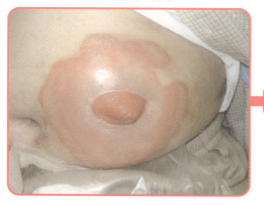

▼ステロイドローションを使用

3週間後

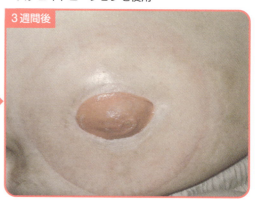

▼両手指に感染

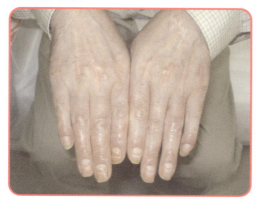

感染防止のため素手でケアしないように注意しましょう。

潰瘍を形成する皮膚の炎症性疾患で炎症性腸疾患の患者に発病し、痛みが強く、疾病コントロールと創傷ケアが必要になります。

▼壊疽性膿皮症

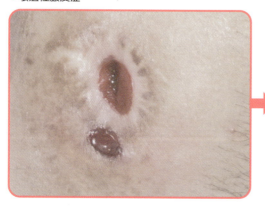

▼アルギネート材の充填とステロイド治療後

10ヶ月後

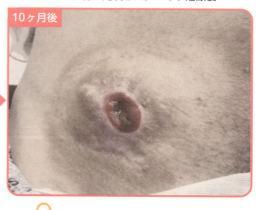

強い痛みを伴います。疼痛コントロールと適正な創管理が必要です。

▼クローン病患者の皮膚病状（皮下腫瘍）

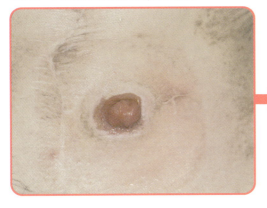

▼ドレナージ

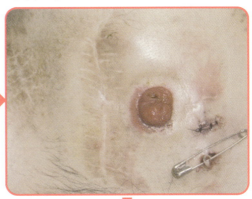

7日後

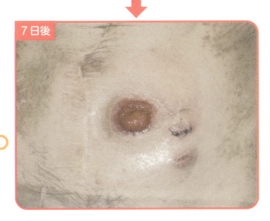

切開、ドレナージ創はストーマ装具・貼付を考慮したストーマより4cm以上離した管理が必要です。

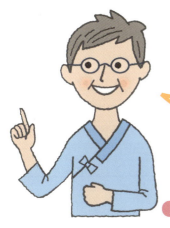

適切な交換期間を守り、丁寧に汚れを除去し、皮膚の清潔を保つことが大切ですね。

患者

皮膚障害が発生したら、原因をアセスメント（全身的・局所的）、ストーマ周囲皮膚の評価、局所ケアの評価、栄養や電解質などの全身管理の評価について、知識と技術をもとに質の高いケアの提供が重要です。

先輩ナース

ストーマケアの工夫

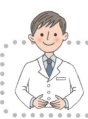

生活者としてのオストメイトは自己流にアレンジします。定期的なセルフケア指導が必要です。

✚ 面板剥離時の刺激

●愛護的なケア
剥離剤の使用や石けん、洗浄剤の泡で濡らしながら優しく剥離します。

●最小限の貼付面積
皮膚保護剤といえども万能ではないので、ツーピースの場合はフランジから1〜2cmの大きさの面板を選択します。

●非貼付時間を確保
ストーマ周囲皮膚洗浄後排泄状況に合わせ、時間をかけて乾燥させます。

✚ 保護剤の接触性刺激

●粘着力の減退
皮膚保護剤の耐久性と皮膚の状況で判断し、濡れる前に交換します。皮膚皮膜剤の適切な使用により刺激を最小限にします。

▼便の漏れを不安に感じた患者

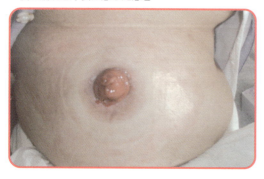

▼粘着テープの重ね貼りと強度なベルトの圧迫

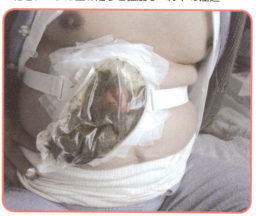

・粘着テープは皮膚の生理的機能を阻害する接触性刺激となります。
・ベルトは指が2本入る強さが適正です。

高さのないストーマ管理

凸型はめ込み具内蔵面板の使用で簡便で、安心管理ができます。

下記に示すように凸型にはサイズがあり、過度な圧迫を防止する適正な高さ調整が必要です。

▼正しいストーマケア方法を指導凸面装具に変更

▼凸型はめ込み具内蔵面板による圧迫痕

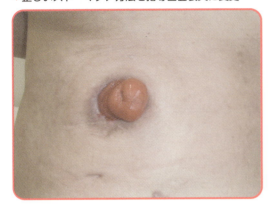
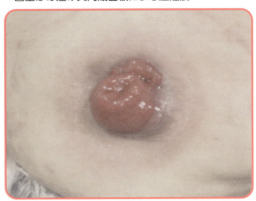

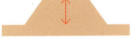

深いシワ7mm

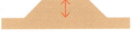
中間4〜6mm

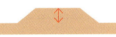
浅い4mm以下

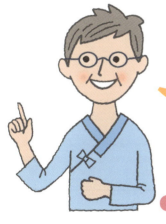

仕事や生活の中で安全・安心できる、自分にあったストーマ管理の工夫で問題を解決して、外来での定期受診も勝手に中止してしまったよ。

患者

自立した生活ができるように継続的な見守りやストーマ管理の指導により、適切な看護が切れ目なく提供できることが重要です。

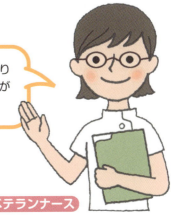

ベテランナース

column
QOLを高めた皮膚障害の予防

　ストーマケアの知識・技術の普及と向上、および皮膚保護剤の開発に伴い、ストーマ周囲の皮膚障害は著しく減少しています。しかし、皮膚保護剤とパウチを使った標準的なストーマ管理もスキンケアの視点から見ると必ずしも完全とはいえません。ストーマの合併症としての皮膚障害は高い発症レベルを示しています。正しいスキンケアと不適切な手技を改めることで予防可能な皮膚障害も少なくありません。

　オストメイトの自立したリハビリテートには、局所管理の自立が基本です。身体の内外からの刺激を受けて鋭敏に反応する皮膚は重要な臓器です。全身状態や既往歴、放射線照射、抗がん剤やステロイドホルモン剤による治療などの全体をアセスメントして対処する必要があります。局所の問題にのみとらわれてオストメイトの活動を制限することがないように、QOLを高めつつ、皮膚障害の予防を図っていく必要があります。

ストーマ用品の特徴と使い方

ストーマ用品は1000種類以上あります。
ストーマ管理の目的、ストーマ保有者の状況に合わせて
選択するための重要なポイントを理解しましょう。

ストーマ用品の特徴その使い方

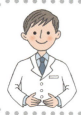

ストーマ用品は、オストメイトにとって身体的、精神的、社会的にリハビリテートするために必要不可欠なものです。ストーマ用品とは、ストーマを管理するために用いられる物品です。ストーマ装具、洗腸用具、失禁採尿具、皮膚保護剤、アクセサリーに分類されます。

ストーマ装具の種類と用途

●消化器用
結腸ストーマ（コロストミー）と回腸ストーマ（イレオストミー）用があり、結腸ストーマ用は排出口が広く、回腸ストーマ用は排出口が管状でガス抜きフィルター付きもあります。

●尿路用
逆行性尿路感染を起こさないように逆流防止弁があり、排出口は細い管状で床用畜尿袋や脚用畜尿袋に接続できるようになっています。

●小児用
小児用に消化管、尿路用があり、排出口の特徴も同じです。小児の身体的、社会的特性が反映されています。

ストーマ装具とは

ストーマに装着する器具のことで、基本的には面板とストーマ袋嵌合部から構成されます。

●ストーマ装具の名称
主な名称を次に示します。

- **ストーマ袋**：ストーマに付けて排泄物を収集する袋。
- **面板**：ストーマ袋や洗腸排出部品などを身体に固定する平板。
- **面板ストーマ孔**：面板に明けたストーマサイズの孔。
- **フランジ**：（多品系装具の）袋接合部の輪状縁。
- **浮動型**：面板ストーマ孔縁でのみ接合している袋。
- **固定型**：接皮側に粘着剤が塗布されている袋。

どこでも通用する正しい名称で特徴をマスターしましょう。

先輩ナース

ストーマ装具とその役割

●単品系の特徴

面板　：軟らかいものが多い。
嵌合部：嵌合部がない。
　　　　　ストーマ袋が外れることはない。
　　　　　操作が簡単である。
　　　　　厚みがなく目立たない。
　　　　　ストーマ袋を途中で交換できない。
　　　　　貼付時にストーマを直視できない。
ストーマ袋：貼付期間中は同じものを使用する。

●単品系装具の選択が好ましい場合

単品系装具の選択においては、次のような場合が好ましいといえます。

装具を短期間で交換したい。
腹壁が硬い（柔軟性に乏しい）。➡硬い腹壁に沿わせて面板を貼用する。
ストーマ傍ヘルニア。➡中度や高度になると、二品系では密着が困難となる。
腸脱出。➡二品系嵌合部でストーマを傷つける危険性がある。
装具交換時の作業を少なくしたい（嵌合部の装着作業が不要）。

▼単品系

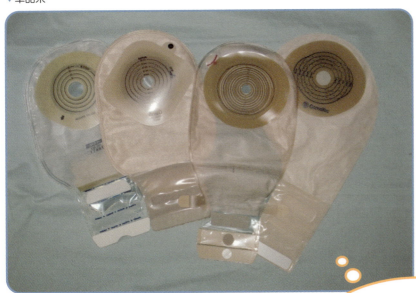

面板とストーマ袋が一体となっています。柔らかくて薄い、操作手順が簡単で目立ちにくい。

●二品系の特徴

面板　：硬いものが多い。
　　　　　嵌合部の種類によっては軟らかいものもある。
嵌合部：嵌合部がある。
　　　　　嵌合部が外れることもある。
　　　　　操作が面倒である。
　　　　　ストーマ袋がいつでも交換できる。
　　　　　貼付時にストーマを直視できる。
　　　　　種類によっては嵌合部の厚みがあり目立ちやすい。
ストーマ袋：面板を残し、ストーマ袋のみ交換することができる。

●二品系装具の選択が好ましい場合

　二品系装具の選択においては、次のような場合が好ましいといえます。

装具を長期間貼用したい。
腹壁が軟らかい。　➡柔らかい皮膚をのばして貼用する。
腹壁にしわが多い。➡しわを伸ばして貼用する。
ストーマを見ながら面板を貼用したい。
日常生活に応じて、袋の種類を変えたい。

> 面板とストーマ袋が分かれています。硬いものが多く嵌合部の厚みがあり、嵌合部の操作が必要です。

▼二品系

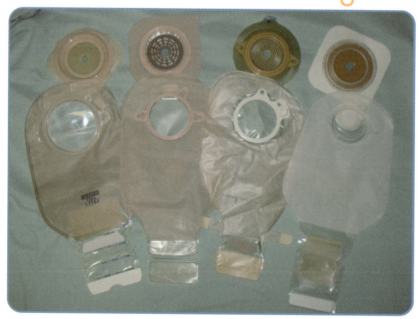

●粘着式二品系の長所

　貼付する簡便さ、装着感を軽減したい場合、ストーマ周囲の腹壁が膨隆しているときに使用します。

▼二品系装具（粘着式）

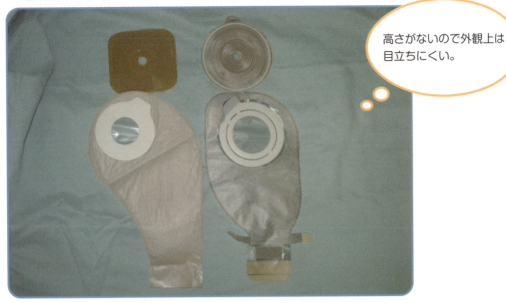

高さがないので外観上は目立ちにくい。

●面板

ストーマ袋、洗腸袋などを身体に固定する平板です。全面皮膚保護剤と外周テープ付きとテーパーエッジ機構があります。

平型と凸型

平型と凸型があり、凸面ははめ込み具内臓型と追加型があり、現在は内臓型が主流です。凸面の形状や高さは装具メーカーによって違い、3㎜から13㎜があります。適正使用でないと圧迫による皮膚障害のリスクがあります。

▼面板の形状

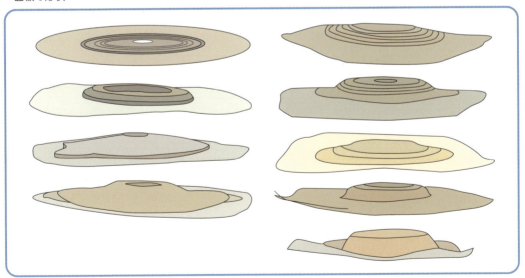

ストーマ周囲の皮膚を凸状に圧迫することによって、高さのないストーマをやや突出させるようにして、ストーマ袋内に排泄物がたまりやすい状態に保持し、漏れを防ぎます。また、ストーマ周囲皮膚がくぼんでいる場合や複数のしわがある場合は、密着性を高めることで、漏れを防ぎます。

●凸型はめ込み具

面板を凸型にすることでストーマの高さの調整を図ります。

▼コンベックスインサート

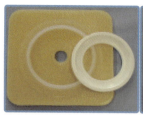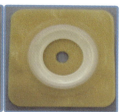

▼はめ込み具内蔵型

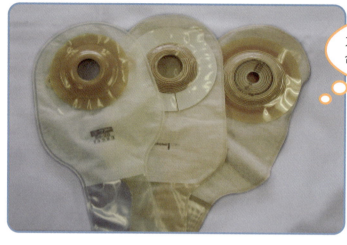

ストーマの形状、腹部の状況に合わせれば簡単です。

▼ストーマ孔（既製孔、自由開孔、自在孔）

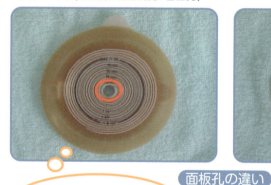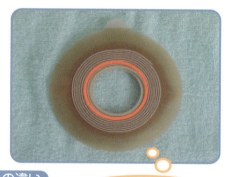

面板孔の違い

どんな形のストーマにも対応できます。

ストーマのサイズに合わせ、穴を開ける必要がありません。

既製孔　：あらかじめ正円の孔が開いているタイプ（メーカーによってサイズが異なる）。
自由開孔：ハサミを使って、孔を開けどんな形のストーマにも対応できる。
自在孔　：柔らかい皮膚保護剤を指でストーマの大きさまで広げるタイプ。

●周囲テープの有無

皮膚保護剤の外周粘着テープの有無があります。テープには通気性や緩衝作用がないので発汗量の多い腹壁には皮膚障害のリスクが高いです。

●嵌合部分

●浮動型と固定型

浮動型：嵌合部分（フランジ）が面板から浮き上がって指で挟んで嵌合できる。違和感が少ない。

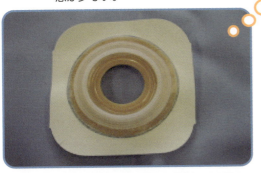
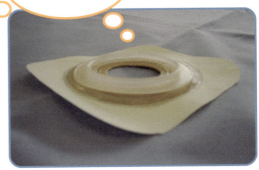

嵌合部が面板から浮いています。

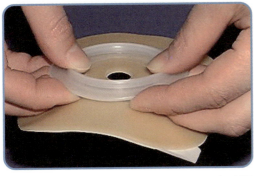

固定型：嵌合部が面板に固定されているため腹圧が必要。

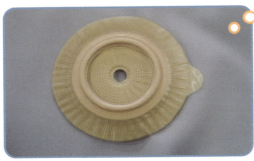
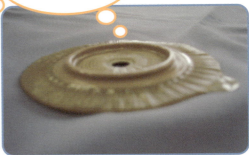

嵌合部が面板に固定されています。

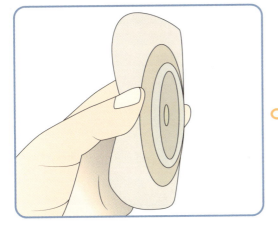

固定型面板の硬さに対応した軟らかいソフトタイプ。

4 ストーマ用品の特徴と使い方

● **ロック機構の有無**

固定具型にストーマパウチの自然落下、事故抜去防止のロック機構が限られたストーマ装具にあります。

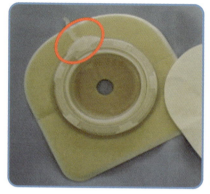
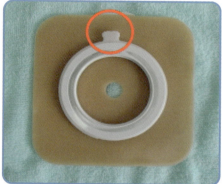

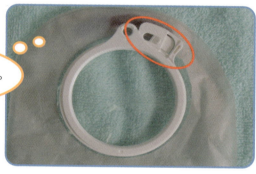

パウチ側についたロック機構。

●ストーマ袋

● **大きさ・容量**

成人用、小児用、入浴用、回腸ストーマ用があります。

● **形状**

角、角丸、楕円、円、だるま、長鐘(ちょうすい)があります。

● **開放型と閉鎖型**

開放型には下部・上部・上下部のものがあり、ストーマ管理状況に適応します。

閉鎖型は洗腸後、入浴用として活用します。

排泄物貯留に応じて交換が必要です。

▼下部開放型

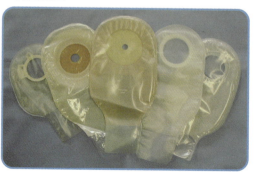

▼閉鎖型

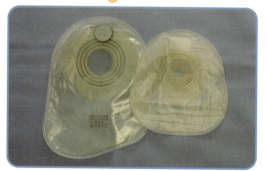

● 色

透明、ベージュ、白があります。ストーマの観察のため、術直後は透明パウチを使用します。

▼排泄口閉鎖具

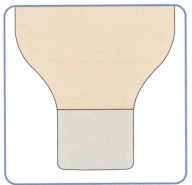

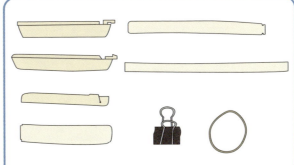

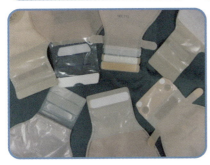

クランプ式、ワイヤー式、輪ゴム、事務用クリップがあります。指先の力が必要です。閉鎖具の硬さに違和感があります。

現在はマジックテープが主流です。柔らかく違和感が少ない。

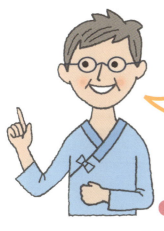

装具の特徴とストーマ管理の安全が大切なんだけど、好みが少し違うんだよなー。

患者

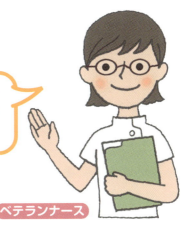

生活の質に関する大切なことなので安全管理と好みのマッチングする装具を見つけましょう。

ベテランナース

4 ストーマ用品の特徴と使い方

消化器用装具（コロストミー・イレオストミー）

▼消化器用（コロストミー）ストーマ袋（開放型）

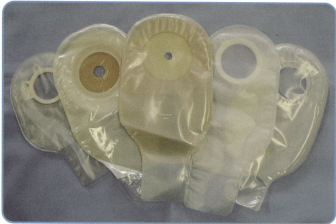

閉鎖具

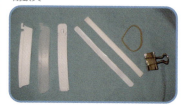

排泄ごとの交換が必要です。

▼マジックテープ型排泄口

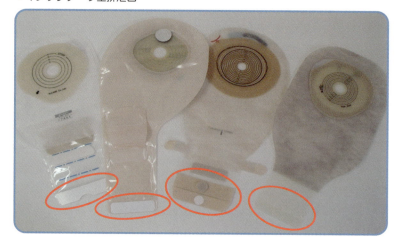

▼イレオストミー用装具
- イレオストミーパウチと排泄口

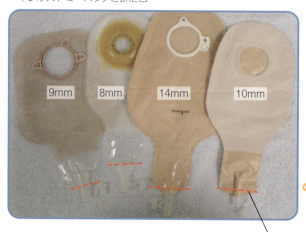

9mm　8mm　14mm　10mm

点線位置を切って使います

- 排泄量が多いときのドレナージパウチ

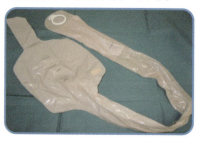

排泄口のサイズいろいろ

ウロストミー用装具

ウロストミーは、水様性(すいようせい)で量が多く体位による逆流防止が必要です。

▼ウロストミー用ストーマ袋

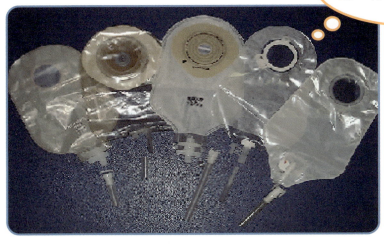

排泄口とドレナージ用の接続管。各メーカーで異なります。

▼逆流防止弁

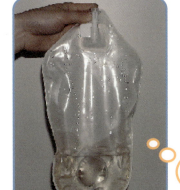

▼ウストロミー排泄口の種類

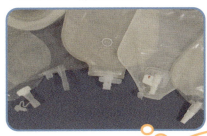

逆流防止弁が作動し、尿が漏れません。

キャップ式、コック式、パイプ式、回転式があります。

量が多く水様性の尿を安全に管理するための様々な工夫があります。

先輩ナース

瘻孔用装具

瘻孔の機能、形状、部位により適切な管理ができる装具やストーマ用品の活用で患者さんの活動の制限を少なくし、QOLを高めることができます。

▼瘻孔用装具

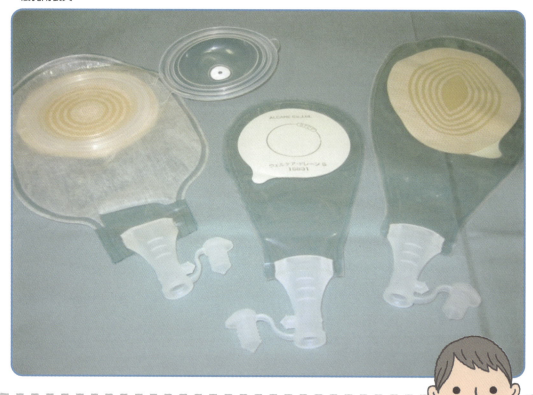

瘻孔管理はストーマケアの応用ですね。

患者

▼洗腸用品

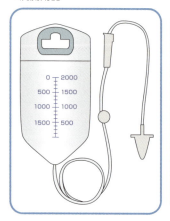

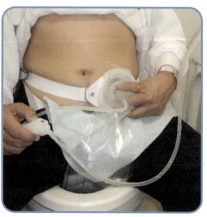

皮膚保護剤とアクセサリー

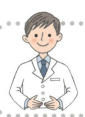

皮膚は生命を維持し健康を保つために重要な機能を担っています。特にストーマ周囲の皮膚は排泄物による皮膚刺激のリスクも高いため、常時、皮膚保護と予防の視点でアイテムを活用しましょう。

皮膚保護剤とは

皮膚保護剤とは、排泄・分泌物の皮膚への接触を防止し皮膚を生理的状態に保つ作用である吸収粘着剤（JISでは排泄および分泌物を吸収し周辺皮膚を保護するストーマ用品）です。

●皮膚保護剤の皮膚保護作用

1) 排泄物を直接皮膚に付着させない作用
2) pH緩衝作用：アルカリ性の腸液・便、感染尿を吸収して皮膚表面を弱酸性に近づける作用
3) 細菌繁殖阻止作用：細菌が繁殖しにくいpH環境にする
4) 吸収作用：発汗や不感蒸泄を吸収し、皮膚を侵軟（しんなん）から防ぐ作用

●皮膚保護剤の成分と材型

●皮膚保護剤の構造

- ゲル系保護剤
  親水性ポリマーであるカラヤガム粉末をグリセリンなどでゲル化させたもの。
- ポリマーブレンド系保護剤
  親水性ポリマーの粉末をゴム状の疎水性ポリマーで練り固めたもの。

●皮膚保護剤の成分

- 親水性ポリマー：水分を吸収し溶解・郷淳党の作用があり排泄物から皮膚を保護
  ①カラヤガム（K）植物から採れる複合多糖類で保水性、粘着性に優れている。PH4.5から4.7と弱酸性で最大の特徴は緩衝作用、静菌作用に優れている。
  ②ペクチン（P）果実から採取されることが多く、柑橘由来と林檎由来のもの。柑橘ペクチンはカラヤガムとPH4.7～5.1と最も生理的弱酸性を示す。
  ③CMC：カルボキシメチルセルロース（C）亜硫酸パルプを塩素酢酸ソーダと反応させて作るナトリウム塩。水様性で高い粘着度と接着力を持ち、合成系。水分を吸収しても耐久性があり形状変化しにくい。
  ④ゼラチン：動物の皮、腱、骨等から抽出される水様性多糖蛋白質（たんぱくしつ）の混合物で10～16％の水を含む。冷水には溶解せず膨潤、加熱すると溶けてゾル化し冷却するとゲル化する。
- 疎水性ポリマー：皮膚への粘着性に優れている。

①PIB ポリイソブチレン（B）：常温で可逆的であり、本質的には型崩れする傾向を持っている。貼付中に徐々に排泄物や汗を吸って溶解または型崩れの減少を生じる。比較的剥離刺激が少ない。
②SIS スチレン・イソブチレン・スチレン（S）：常温で弾性体であり、型崩れしない。長期使用に耐える反面、排泄物や汗を吸い込む。

● 板状皮膚保護剤

皮膚保護剤を板状にしたものです。形状としてシート、リング、ロール、スティックがあります。ストーマの周囲のしわ、くぼみの補正やシーリングする目的で使用します。

ストーマの形状、腹壁の状況に適応してストーマ管理を容易に安全に行うセオリーです。

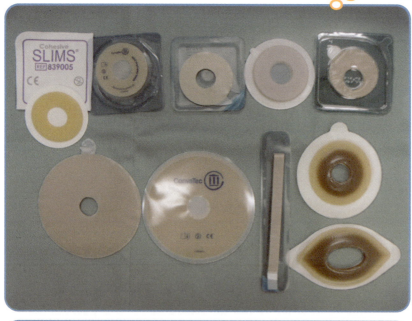

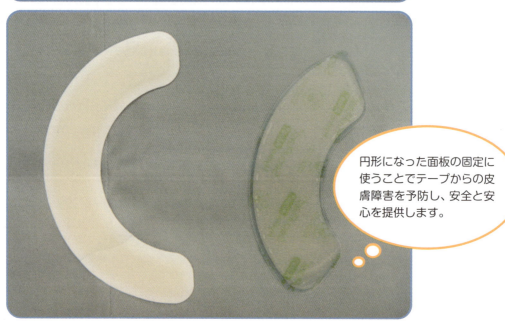

円形になった面板の固定に使うことでテープからの皮膚障害を予防し、安全と安心を提供します。

- **練状皮膚保護剤**

　親水性ポリマーにアルコールやワセリンを加えて練状にしたものです。非アルコールもあります。細かいしわや瘢痕(はんこん)による浅い凹凸に充填します。

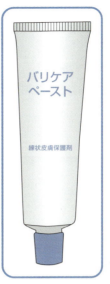
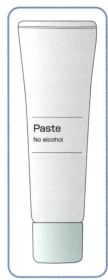
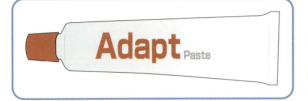

- **粉状皮膚保護剤**

　親水性ポリマーを粉末にしたもので、水分吸収に優れており、ゲル状になり装具の密着性を高めます。びらん部の浸出液を吸収する目的でも使用します。面板とストーマの隙間の露出した皮膚を保護するために使用することもあります。

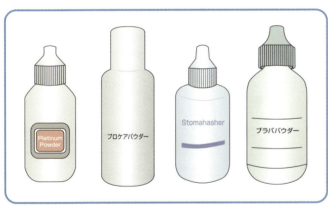

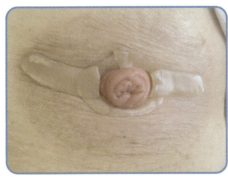

アクセサリー

●固定具(ストーマベルト)

ストーマと面板の密着性を高め、ADLの拡大を図ります。

▼ベルト

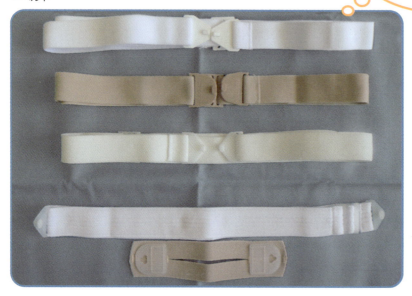

> 使用中の面板に合わせたベルトを使用します。

▼ヘルニア帯

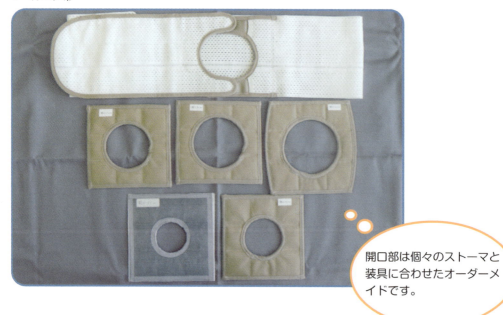

> 開口部は個々のストーマと装具に合わせたオーダーメイドです。

●腹帯チューブ

腹囲に合わせて各種サイズがあります。1mの長さに切って使用します。

●粘着剥離剤

皮膚保護剤やテープによる剥離刺激を緩和するために皮膚から剥がす薬剤です。

▼アルコール含有

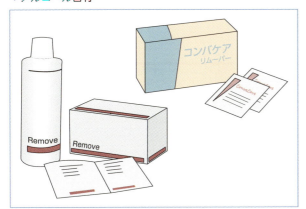
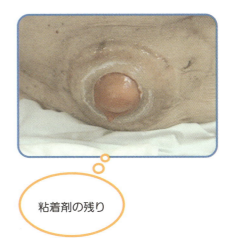

粘着剤の残り

▼ノンアルコール

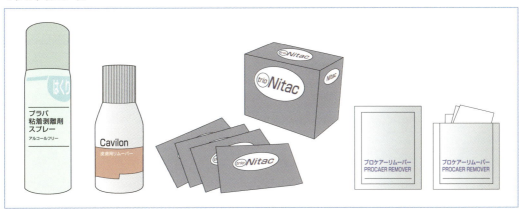

●皮膚皮膜剤

皮膚を薄膜上に被覆する薬剤でテープの粘着剤の刺激と剥離刺激を軽減する目的で使用します。

▼ノンアルコール

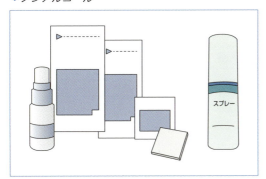

▼アルコール含有

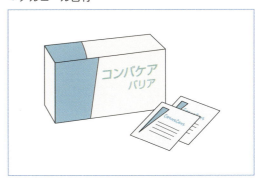

4 ストーマ用品の特徴と使い方

●脱臭剤・消臭剤

排泄物の悪臭を軽減させる薬剤で吸着型と分解型、マスキング型があります。

吸着型：臭いを吸着して無臭化するもの。主に活性炭。

分解型・反応型：臭いを化学的に分解あるいは化学反応により他の臭いに転化するもの。

マスキング型：香料を用いて覆い隠す（臭いの原因と混ざり効果的ではない）。

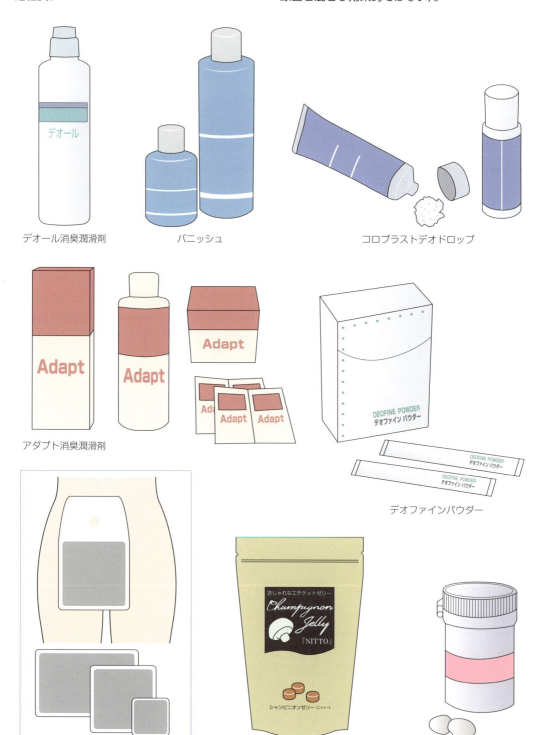

デオール消臭潤滑剤　　バニッシュ　　コロプラストデオドロップ

アダプト消臭潤滑剤　　　　　　　　　デオファインパウダー

オドレスシート　　シャンピニオンゼリー　　エチケットビュー

●腹帯・袋カバー

ストーマ装具が外観上目立たないように使用します。

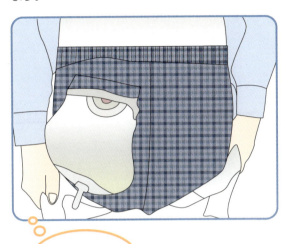

妻のアレンジ

看護師の工夫

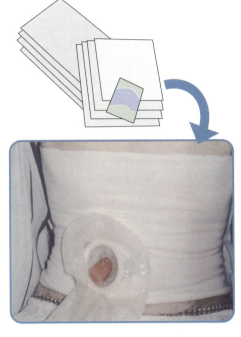

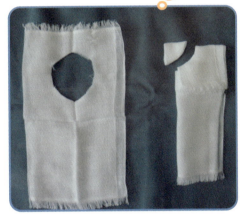

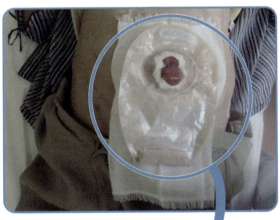

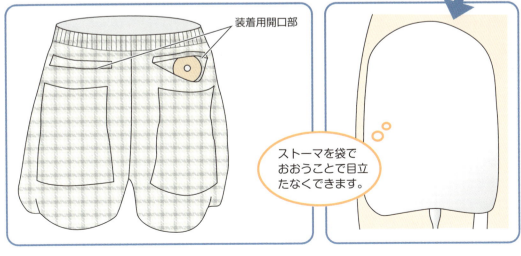

装着用開口部

ストーマを袋でおおうことで目立たなくできます。

小児のストーマ

より良い小児ストーマの援助とは、小児の精神的・社会的発達を理解したうえで、身体の発達に合わせた援助方法を実践することです。家族支援がとても重要です。キーパーソンに過度な負担がかからないよう家族支援体制を整えましょう。

✚ 特徴

小児の消化管ストーマはそのほとんどが一時的で、新生児・乳児期に緊急造設されます。疾患によっては、長期間あるいは永久的ストーマとなることもあります。

新生児の腹壁の狭さ、臓器の移動性の乏しさなど、ストーマの位置決めは慎重さが求められます。結果、装具装着に適した平面の確保が難しいといえます。

造設部位の多くは結腸ストーマで、双孔式ストーマで楕円形を呈します。

▼小児の消化管ストーマ

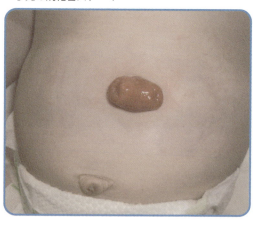
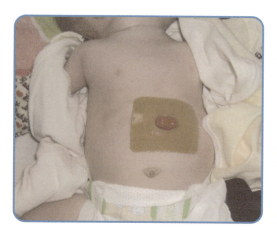

ストーマの機能に適応でき、シンプルで安全なケアができ、皮膚障害を起こさないことが原則です。

小児ストーマの管理について重要なことは、小児の身体的、精神的、社会的な、めまぐるしい成長・発達を理解することです。これらに合わせた綿密なフォローが大切です。

ストーマの種類（形態・位置・機能）

消化管ストーマは、結腸か回腸かの分類で消化管用ストーマ装具を選択します。形状では単孔式、係蹄式（ループ）、二連銃式の分類に対しても消化管ストーマか尿路ストーマかによって装具を選択します。尿路ストーマはどのタイプも泌尿器系とします。

管理時期

皮膚保護剤の耐久性の短期用（1〜3日）、中期用（3〜5日）、長期用（4〜7日）からストーマの管理状況（機能、合併症、交換への意思と好み、活動状況、皮膚の耐久性）から選択します。

排泄物の性状・量

排泄物が水様で量が多い回腸ストーマや尿路ストーマには粘着力、耐久性のある、中期から長期の皮膚保護剤を選択します。尿には尿路用ストーマ袋、水様便と有形便には解放型ストーマ袋を選択します。

腹部の状況（しわやくぼみ）・腹壁の柔軟性

ストーマの高さがなく、くぼみがある場合やしわのある場合には、凸型装具を選択します。
ストーマ周囲皮膚が柔らかくちりめんじわがある場合は、硬い面板を選択します。腹壁が山形あるいは平坦でストーマ周囲皮膚が硬い場合は、柔らかい面板を使用します。

全身状態・年齢

病態による心身への影響、合併症、活動力、治療の副作用の出現ストレスなど、安全と安楽を考慮した柔軟な対応と工夫が必要です。
皮膚機能の脆弱な新生児には短期用の装具、体温が高く、活発な活動、発汗量の多い小児には短期から中期用の皮膚保護剤を選択します。

セルフケア能力・身体機能レベル（視力や器用さなど）

　セルフケア能力が低下し、できるだけ交換回数を減らしたいときは長期用面板を選択します。
　ストーマ孔は既製孔（正円の孔が開いている）や自在孔（指でストーマの大きさに広げる）がよく、面板の柔軟性は腹壁の状況や本人の使いやすさで選択します。

日常生活・活動状態

　ストーマ装具の長所、短所を理解したうえでアクセサリーを活用し、適切なストーマ管理を行えば活動制限はありません。患者の日常生活活動状況を共有し専門的指導アドバイスを行います。

経済性

　身体障碍者福祉法、公的年金制度、児童福祉制度、生活保護制度、障害者自立支援法、自治体による助成、離床対策、社会適応訓練所などを活用します。

好み

　単品系、二品系、粘着式二品系等、現状に合った患者の好みで選択します。ストーマ外来、患者会などで情報を得て、試着の機会をつくることも可能です。

退院に向けてのケア

ストーマと共に退院後を安全に安楽に生活するための準備期間です。
日常生活に向けたリハーサルをしましょう。

ケアのポイント

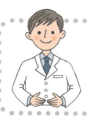

患者さんの自立に向けた「これからの自分」と向き合う大切な機会です。生活行動に視点をあてた具体的な知識と技術を共に考えることから自立が始まります。

✚ ストーマケアの主人公は患者さん

いままでの生活習慣、行動を取り戻すためには、ストーマ装具による排泄管理が必要です。

●装具交換方法の習得

排泄経路の変更に伴うストーマケアには装具での排泄管理が必要になり、装具交換の習得が排泄の自立と自己実現になります。

●個別性に応じたケアの習得

患者の清潔観念や排泄に対する抵抗感など、患者の反応を注意深く理解したうえでセルフケア能力に必要な身体的特徴、生活環境、社会経済的状況、現疾患の状態をアセスメントした個別的、具体的指導が必要です。

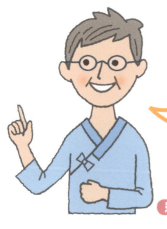

いままでの日常生活が送れるように、まず装具の交換方法を覚えよう。 **患者**

装具交換の経験を重ねると自信になります。一緒に覚える練習をしましょう。 **先輩ナース**

セルフケアのステップ

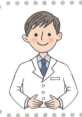

患者が主体のセルフケアです。セルフケア能力をアセスメントし術後の身体面、精神面を考えながら丁寧に行います。社会復帰後の安心と安全のため、患者・家族の同意をえたうえで家族介入のタイミングを決め、患者さんと共にチームで指導します。

✚ セルフケアの段階別ステップ

セルフケアの指導は、以下のステップ❶から❸の3段階に分かれています。患者さんのセルフケアの能力に応じたステップ配分が必要です。

❶ デモンストレーション

看護師が口頭で説明しながらケアを行う様子を患者・家族に見てもらいます。患者さんは看護師が行うストーマケアを観察しながら、装具交換の方法や手順をイメージできるようになります。

❷ セルフケア前段階

看護師が口頭で指導しながら患者・家族にケアを行ってもらいます。患者ができるところは患者自身が行い、できないところは看護師が補います。

❸ セルフケア

患者・家族に主体的に準備からケア、後片付けまでを行ってもらいます。看護者は見守り、ケアの不安部分を指導します。

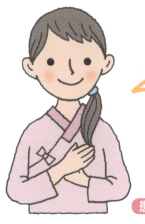

主人公は私ですね。しっかり見て、聞いて学び、交換して経験を重ね自身につなげます。

患者

セルフケア能力のアセスメント

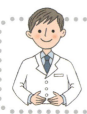

セルフケア教育を行う際に把握しておきたいことは、ストーマ保有者のセルフケア能力と支援者は誰か、支援者はどの程度介入できるのかなど支援能力の評価です。術前から情報収集し、セルフケア能力を評価します。

身体能力・生活歴

個々の違いを認め、存在を保証するためのセルフケア支援が真の自立になります。

●基本的な情報
年齢、性別、学歴、職業、家族、婚姻状況、キーパーソン、支援者の有無などが基本情報です。

●身体医学的、精神医学的状態、およびその既往
視力、聴力、運動機能障害の有無、ADL、手先の器用さ、皮膚の状態、腹壁の状態、精神疾患の有無、その既往などを評価します。

●患者の疾患とストーマに対する理解
既往歴、現病歴、診断名、治療方針、予定術式、予後、身体・身体機能の喪失、ボディイメージの変化、排泄経路の変更などをどうとらえているかを理解します。

●情緒・心理状態
記憶力、理解力、疾患やストーマの受容状態、表情、言動などを理解します。

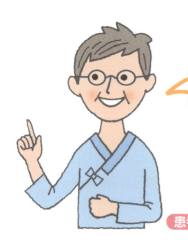

手先は器用だけど覚えるのが苦手。大丈夫かな？

患者

手先が器用なら大丈夫です。理解して納得するまで練習しましょう。

先輩ナース

セルフケア指導の基本姿勢

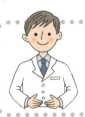

できるだけ自分で行えるケアとして位置づけることが重要です。そのためには、セルフケアの不足部分のアセスメントを行い、そこに手助けを行うセルフヘルプケアとして具体的なケアの方法を考慮します。

支持的な援助

学び合い、助け合い、支え合う、やわらかい心で共に成長します。

●ストーマ造設に否定的なイメージを持たない

ストーマは創傷ではないことを自覚してもらいます。

ストーマに関しての発言は、「形が良い」「粘膜の色がきれい」など肯定的に行います。

ストーマ造設による利点を説明します。

●確実なストーマケアを提供する

ストーマケア時は、ケア内容をわかりやすく説明します。

ストーマケアを行う看護師の言動・表情・態度などで患者を傷つけないようにします。

排泄物の漏れは、患者に精神的な苦痛を与えセルフケアへの不安につながります。

●排泄という看護による援助

患者は排泄に対する観念から汚いものという思いの中で、他人にそのケアをゆだねることへ抵抗を感じているため、看護師はその思いに配慮します。

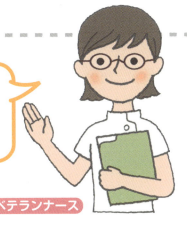

ストーマケアが過度な自律にならないようにデリケートな排泄ケアへの責任と自覚が大切です。患者を理解する、相手の立場に寄り添える看護を提供しましょう。

ベテランナース

排泄物の処理方法

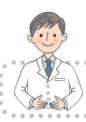

ストーマ袋に溜まった排泄物は定期的に破棄します。

袋の中1/3程度溜まったら捨てる

排泄物の重みにより、面板粘着部の皮膚へ負担がかかることがあります。

排泄物が溜まり過ぎると、面板の剥がれや排泄物が漏れる原因となります。

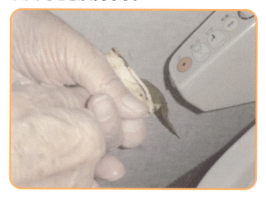
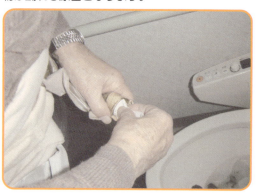

排泄物を出したあとは排泄口の外側をふき取る

排泄物を破棄した際、排泄口の外側に便が付着したままだと衣服の汚染や臭いの原因となります。便を廃棄後、排泄口を上に向けて排泄口の内側（人差し指の第二関節くらいまで）を筒状にしたトイレットペーパーやガーゼなどで拭き取ります。排泄口を折り曲げた際、中に付着している排泄物が押し出されることを防ぎます。

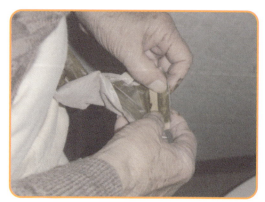

ストーマ袋の洗浄

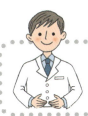

ストーマ袋の中が腸管内、排泄口を肛門と考え、基本的にストーマ袋の洗浄は考えないようにします。

➕ 袋の防臭効果が低下する

腸粘液をイメージしたストーマ装具専用の消臭潤滑剤を使用することが推奨されています。またストーマ装具メーカーは袋内を洗浄することを想定していないため、予期できない事態や保証の対象外である可能性があります。

➕ 装具が剥がれやすくなる

皮膚保護剤の溶解、膨潤(ぼうじゅん)を助長し、貼付期間に影響を及ぼす可能性があります。

▼消臭・潤滑剤

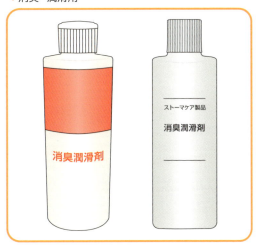

ストーマ袋の洗浄がストーマ管理に及ぼす影響が理解できました。パウチの中に消臭剤や潤滑剤を併用し、パウチの中身が見えないようにパウチカバーを使う指導を実践しましょう。

先輩ナース

ストーマ装具の交換手順

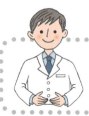

最初から上手にできる人はいません。心が落ち着ける時間とタイミングで装具交換することで、自分のリズムができます。

交換の手順

❶ 手を洗い、必要物品をそろえ、環境を整える

　感染対策の標準予防策を行います（手洗い、エプロン・マスク・手袋の装着）。事前に必要物品をそろえておくことで、落ち着いてストーマ装具交換ができます。

　必要物品：ノギス（ストーマサイズが測定できる物）、ハサミ（装具がカットできる物）、ペン、お湯、ゴミ袋、手袋、洗浄剤、剥離剤、水分が拭き取れる物（ガーゼ、キッチンペーパーなど）、装具、アクセサリー

　室内環境：温度、照明、換気など、プライバシーが保てる時間と場所。

❷ 装具を両手で優しく剥がす

　剥離剤を使用し、皮膚を軽くおさえるようにすると面板が剥がれやすくなります。

❸ ストーマとストーマ周囲に付着している便や粘液などを拭き取る

　除去した面板の観察は次回のストーマ装具交換日の目安になるだけでなく、皮膚トラブル予防や早期治癒のヒントになります。面板の溶解・膨潤は10mm程度が適正であり、全周が均等に溶解・膨潤しているか確認します。次回のストーマ装具交換日の目安として、溶解・膨潤10mm以上の場合、ストーマ装具交換を1日早めます。溶解・膨潤5mm以下の場合、ストーマ装具交換を1日遅くします。

❹ 石けんと微温湯を用いて、ガーゼやタオルなどで清拭する

　排泄物を拭き取ります。石けんの泡で消化器ストーマは外から内に、尿路ストーマは内から外に清拭します。

❺ ストーマ周囲の皮膚を洗浄する

　ストーマ基部に汚れや石けんが残らないように注意して丁寧に洗浄します。

❻ 洗浄剤の成分が残らないように、ぬれたガーゼで拭き取るもしくは微温湯で洗い流し、ストーマ周囲の皮膚の水分を拭き取る

　洗浄剤の成分が残ると、かゆみや皮膚トラブルの原因になります。水分が残ると面板貼り付きが悪くなります。

社会復帰用装具の条件

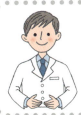

ストーマの位置・種類・サイズ・形、腹壁の状態（臥位・座位・立位での変化も重要）、排泄物の性状・量、ストーマ管理を行うのは誰か、患者の視力・聴力・運動機能障害の有無・ADL・手先の器用さなどをふまえ、装具選択を行います。

装具の条件

患者が手術前と変わらない生活が送れるようになるために、社会復帰後の仕事、生活スタイル（入浴回数、服装、食生活など）や好みにも考慮した装具選択が大切です。

装具の条件は、基本的に次のとおりです。

・排泄物が漏れない。
・皮膚障害が予防できる。
・防臭性がある。
・日常生活が制限されない。
・外見上目立たない。
・経済的である（ランニングコストを考慮）。

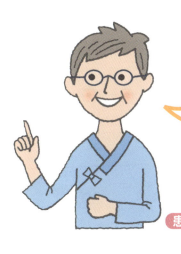

大工なんだけど、安心して仕事ができる装具が必要です。

患者

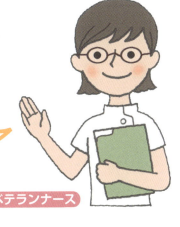

社会復帰装具の条件を満たし、肌触りや好みに応じた装具を試着して決めましょう。

ベテランナース

日常生活指導

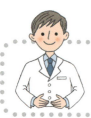

ストーマと共に生活するためにはこれまでの生活状況にどのような工夫をすれば生活の質を維持できるのか共に考えます。

✚ 食事の工夫

ストーマ造設に伴う食事制限はありません。
　暴飲暴食をさけ、バランスよく食べます。生活習慣病のある方は指示された食生活を守りましょう。

●便や尿の臭いを少なくするもの

乳酸菌飲料（ヨーグルト、牛乳など）やビタミンCを多く含んだもの（生野菜、果物など）は、便や尿の臭いを少なくする食物です。

●消化の悪いもの

海藻類、コンニャク、ごぼう、たけのこなど、消化の悪いものに留意し、食べ方や調理のときに工夫をします。

▼ガスの発生を抑えるもの

乳酸菌飲料、ヨーグルト、パセリ、レモン

▼ガスを発生しやすいもの

炭酸飲料、ごぼう、くり、カボチャ、豆類、サツマイモ、貝類

●下痢をしやすいもの

冷たいもの、揚げ物、アルコール類などは、下痢をしやすくします。

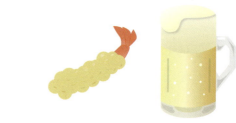

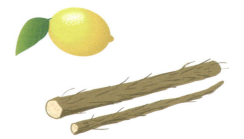

回腸ストーマの場合

　小腸は第2の脳といわれる栄養吸収、水分の吸収、免疫能をつかさどる重要な機能があります。したがって、栄養管理、水分管理、体力温存するために規則正しい生活が大切です。水様性で消化酵素、食物残渣（ざんさ）の含まれた排泄物は正しいストーマ管理と規則正しい生活が必要です。

●脱水
　1日体重1kgあたり30〜50ml以上の水分を喪失します。水分補給は、結石予防にも有効です。

●代謝性合併症
　ナトリウム水分欠乏症、ビタミンB12欠乏症、マグネシウム欠乏症、胆石、尿路結石などの代謝性合併症を併発することがあります。ナトリウムやカリウムを含む味噌汁、芋スープ、スポーツ飲料もおすすめです。

●フードブロッケージ
　食物塊による閉塞（へいそく）のことです。食物の消化が不十分で、食物によるストーマの閉塞の可能性があるため、術後6〜8週間は、食物残渣の多い食品を避けましょう。よく噛んで食べる、細かく刻む、よく加熱するなど調理の工夫をしましょう。

入浴時の工夫

　入浴時の工夫については、次の事柄に留意しましょう。大腸ストーマの場合、装具をはずして入浴してもストーマからお湯が身体に入ることはありません（腹圧の方が水圧より高いため）。しかし、公共のマナーとして、装具を装着して入浴しましょう。

- 排泄物を空にし、袋を小さくたたんで入浴する。
- ミニパウチや入浴キャップを利用する。
- 交換日に合わせて装具をはずして入浴するなどの工夫が必要（入浴は、食後1時間以内は避ける）。
- 公衆浴場でのマナー
  （装具内容物を空にして装具を装着して入浴。ごみは持ち帰る）。

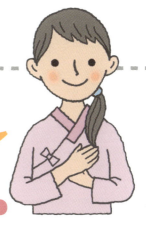

バランスよし、腹八分目ですね。体重が増えすぎないよう、体型維持に気をつけます。

患者

衣服の工夫、仕事・運動、性生活

　衣服や仕事、運動などの工夫、性生活については、次の事柄に留意しましょう。

- ストーマをしめつけるような衣服は避ける。
- 仕事の内容によっては上司の理解と協力を得るとよい。
- 下着にひと工夫する（ポケットをつけるなど）。
- 運動に制限はありません。腹圧がかかるような動作は術後しばらく避けるなどの工夫をする。
- 性生活には特に制限はない。
- ベルトがストーマにかかる場合、サスペンダーを利用するとよい。

臭い対策

　臭いの対策については、次の事柄に留意しましょう。ストーマ装具がきちんと貼付されていれば、臭いはしません。装着状況や排泄口の汚染チェックをしてみましょう。

- 臭いが漏れないように装具を貼付する。
- ストーマ袋の中は洗わない（洗浄により袋の防臭効果がなくなる）。
- 消臭剤を使用するなどの対策をする。

▼消臭剤

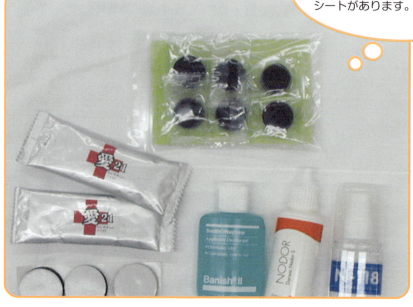

食べる消臭剤やストーマ袋に入れる防臭粉、ストーマ袋に貼る活性炭やシートがあります。

外出・旅行時の工夫

　外出や旅行時には、次の事柄に留意しましょう。

- 必ず一式の装具、ちり紙、ゴミ袋を持ち歩くようにする。
- 使用装具の名前、サイズ、装具に関する問い合わせ先を控えておく。
- 長期旅行のときは、装具は余分に分けてもつ。
- ストーマや装具について、緊急の連絡先を控えておく。
- 飛行機を利用する場合、機内持ち込み荷物とする。気圧の関係でストーマ袋が膨らむためガス抜きフィルター付きを利用する。
- シートベルト着用の場合、タオルをたたんでシートベルトと身体の間に挟むとよい。

使用済みの装具の処理

　使用済みの装具の処理については、次の事柄に留意しましょう。患者指導にあたっては、患者の住んでいる地域の分別ゴミの指定に従うよう伝える（ストーマ袋はビニールとして分別します）。

- 装具内の排泄物は、必ずトイレに捨てる。
- 使用済みのストーマ装具は、新聞紙で二重、三重に包み、捨てる。

装具の購入および管理

●装具を購入する際の説明

　装具の購入に際しては、次の事柄を適切に説明することが大切なポイントです。

- 装具名称、サイズ、製品番号、メーカー名、価格（約1ケ月ぶんの装具枚数を準備するように）。
- 購入先業者名、住所、電話番号、営業時間、休日、購入方法（振込み、代引きなど）。

　また、旅行時には2～3回分多めに持参します。高温多湿な場所での保管は避けます。災害時の備えとして、緊急避難用袋にストーマ用品一式を約1週間分準備しておきます。

社会福祉制度

ストーマ造設により、身体障害者手帳の申請が可能となります（永久ストーマの場合）。ただし、身体障害者手帳取得までには、申請してから1～2ヶ月月程度かかることをあらかじめ伝えます。

入院前に申請書とパスポートサイズの写真を準備して術後直ちに申請するとよいでしょう。また、ストーマ装具の給付、交通運賃割引制度、医療費の助成などについても指導しましょう。

退院後のケア

患者さんが退院後、ご自身の社会生活に適応できることが最も大切なことです。

退院後に起こりうる次の事柄に留意することが必要です。

・新たに生じた問題を解決する努力。
・身体の変化や生活の変化に応じた対処。

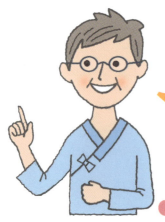

平常時に災害時の備えをしっかり考えておかなければ安心できません。福祉事務所に確認しておこう。

患者

安心と安全の災害対策指導とは、
・外出時には交換装具を持参する。
・自宅には1ヶ月ぶんをストックする。
・友人や知人に小分けして装具を保管してもらう。
・拭き取りスキンケアクリームや防臭効果のある廃棄袋の準備する。
・地域の災害支援体制を把握する。

先輩ナース

ストーマ晩期合併症

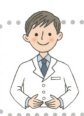

退院後の生活の変化に伴う新たな問題の発生やストーマ管理の評価に早期に対応することで、生活の質の向上につながることを説明します。定期的受診の必要性を指導します。

➕ ストーマ陥没、狭窄

ストーマ作成時に腸管の長さが不足、術後の体重の増加が原因で陥没が発生します。
狭窄(きょうさく)は術後の血流障害や粘膜皮膚離開後の経過で発生します。

陥没ストーマの場合は装具で工夫します。狭窄はブジーや手術の適応となることもあります。

➕ ストーマ粘膜皮膚侵入

ストーマ皮膚粘膜接合部の針のかけ方や縫合糸の影響によることが考えられます。

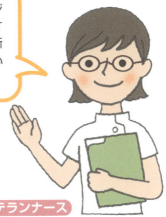

日常生活の中で晩期合併症をイメージしたストーマ観察のポイントを指導することで早期発見になります。定期診断やストーマ外来受診で、早期治療の安心と安全指導を実行することが大切です。

ベテランナース

ストーマ周囲皮膚障害

排泄物による刺激が原因となります。排泄物が皮膚に付かないように適切なストーマ孔、皮膚保護剤、ペーストやパウダーをストーマと皮膚の隙間に使用します。

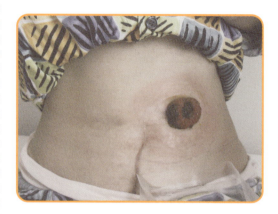
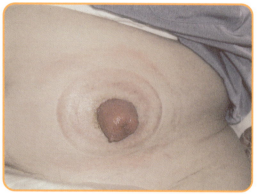
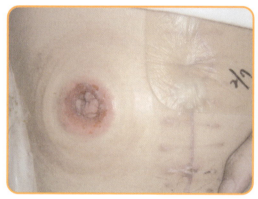
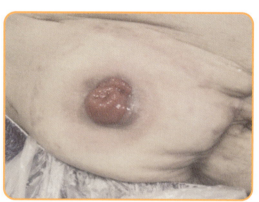

腸閉塞（イレウス）、排尿障害、性機能障害

狭窄、ストーマ脱出、ストーマ傍ヘルニア、腫瘍、ポリープが原因で発生します。術後の癒着が原因で機械的閉塞が起こる可能性もあります。

また、排尿や性機能障害は、術中操作による神経障害が考えられます。これは各科での診断、治療が必要です。

腸脱出

　ループ型ストーマに多く発生：手術に伴う腸管の固定が不十分だったり、作成ルートが大きい場合、腹圧の上昇が考えられます。ストーマ装具は単品系であり、ストーマ粘膜を保護します。

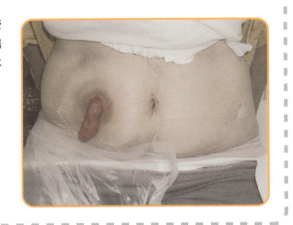

ストーマ傍ヘルニア

　ストーマの作成方法、ストーマ周囲組織の問題、肥満などによる腹圧上昇などで発生します。ストーマ装具、ヘルニア帯などで管理の工夫ができます。

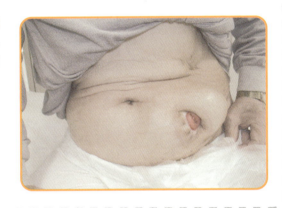

ストーマ周囲皮膚静脈瘤

　ストーマ周囲皮膚静脈の拡張や蛇行で皮膚の色が暗赤色に変化しやすく、出血傾向があります。

保護方法
・保護剤の粘着力の強すぎないもの。
・ストーマ孔はやや大きめに開ける。
・用手形成皮保護剤や粉状、練状皮膚保護剤で保護する。
・ストーマ袋に空気を入れておく。

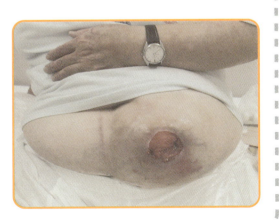

継続看護とは

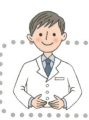

継続看護とは、その人にとって最も適切な時期に、最も適切な人によってケアされるシステムのことです。

継続ケアの必要性

● **在院日数の短縮**
　ストーマの受容、セルフケアの習得、理解、納得、身体機能の回復が追従できずにゆとりがありません。

● **地域医療とのシステムの未確立**
　連続的なストーマリハビリテーションには医療連携を円滑することで安心安全な地域包括ケアになります。

● **急速な高齢化**
　高齢者の特徴に合った支援体制づくりが重要です。安全で途切れることのない継続看護が不可欠です。

継続看護を進めるにあたって

● **退院調整におけるケアマネジメント**
　入院から在宅医療への諸条件の調整によりフォローアップ体制をより具体化して確立します。

・他病棟、他施設との連携
・患者、家族指導の連携
・在宅医療継続にするためのケアマネ、訪問医とのカンファレンス

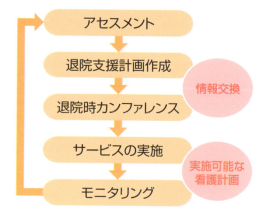

▼退院調整におけるケアマネジメント

連携の実際

●連携にあたって必要となる情報

情報の一方通行から相互依存による働きかけで情報の共有が図れ、コミュニケーションを高めます。

・現病歴
・入院中の経過（ストーマ管理状況も含めて）
・患者および家族への病状説明の内容と受け止め方
・退院時の状況と継続する課題
・退院後の生活支援状況
・社会資源活用の有無

5 退院に向けてのケア

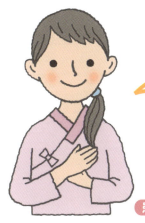

退院したあとの健康管理の相談窓口がわかれば安心できます。

患者

QOLの向上のためには定期受診による治療効果やストーマ管理の評価や新たな問題への対応、情報の共有などの、窓口としての相談室の役割が重要です。

先輩ナース

ストーマ外来

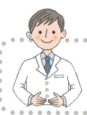

ストーマ外来は、継続看護の窓口となります。入院期間の短縮でストーマ外来の機能は重大かつ進化しています。

ストーマ外来の目的

排泄コントロール機能の喪失、合併症の発症、ボディイメージの変容といった問題に対して、ストーマ保有者が適応することを生涯にわたって支援することが目的となります。入院期間の短縮に伴う術前ストーマケアやストーマ保有者の早期退院と長期管理に主眼が置かれます。外来の運営形態は、ストーマ外来として独立や一般外来との併設などがあります。

在宅療養管理指導料

外来で看護師が行う療養の指導に対して算定されるものです。

算定要件は、以下のようになっています。

1. 医師の指示に基づく。
2. プライバシーを確保できる専用の場所がある。
3. 個別に30分以上の対応する（ストーマ装具交換を実施）。
4. 患者ごとに療養指導記録を作成する。

●在宅療養管理指導

1回につき170点（月に1回の算定、ただし相談開始月は2回の算定が可能）。

●ストーマ処置料

ストーマ1個で70点、2個で100点（算定回数に制限なし）。

ストーマ外来の対象者・外来の運営

ストーマ造設を必要とする患者、および造設後の患者や瘻孔やドレーンがあるためにスキンケアが必要となる患者がストーマ外来の対象者となります。

1人30分の枠で予約制となります。患者の状態に応じて、フォローアップの頻度が調整されますが、病院によって異なります。

ストーマ外来の業務内容

ストーマ造設を必要とする患者、およびオストメイトを全人的に生涯にわたり支援するコンセプトによる、業務展開と実践が必要です。

・術前ケア（オリエンテーション、サイトマーキングなど）
・退院後のフォローアップ（ストーマ管理状況の評価、セルフケア指導、使用装具の評価、日常生活指導）
・皮膚障害やストーマ合併症に対するケア
・体形の変化、生活の変化に応じたケアや指導
・社会保障に関する相談
・患者会の紹介など

ストーマ装具の管理

不意のイベントに適応できる装具の準備と管理が必要です。また、新製品を紹介する役割もあります。

・ストーマ外来での一括管理、病棟には必要分を持ち出す。
・術直後使用装具は患者に購入してもらう。
・社会復帰用装具の決定までは、病院によって管理方法が異なります。決定後に患者に購入してもらう。

参考文献

- ストーマリハビリテーション講習会実行委員会編、ストーマリハビリテーション実践と倫理、金原出版株式会社、2006
- 木村留美子他訳；看護モデルを使うロイの適応モデル、医学書院、1995.11
- 危機介入の理論と実際；ドナ.C. アギュララ著、川島書店、2004
- 看護における危機理論・危機介入；小島操子著、金芳堂、2010
- ストレスの心理学；R・S・ラザルス/S・フォルクマン著、本明寛他訳、実務教育出版　1992
- 溝上裕子・津畑亜紀子監修、基礎からわかる尿路ストーマケア、泌尿器ケア2010年夏季増刊、MCメディカル出版、2010
- 日本ET/WOC協会編集、ストーマケアエキスパートの実践と技術、照林社、2007
- ストーマ造設術の術前ケア、月刊ナーシングVol. 32　NO1、学研、2011
- 日本ストーマ・排泄・リハビリテーション学会編集、ストーマ・排泄リハビリテーション学用語集第3版、金原出版株式会社、2015
- 伊藤美智子：Nursing Mook15ストーマケア、学研、2003
- 大村裕子編：カラー写真で見てわかるストーマケア、メディカ出版、2008
- 積美保子：ストーマサイトマーキング.ストーマケアBASIC、メディカ出版、2008
- 松原康美：術前教育とストーマサイトマーキング. 看護技研、58(11)：4-8.2012
- 松原康美：ナーシング・プロフェッショナル・シリーズ　ストーマケアの実践、医歯薬出版、2007
- 小林和世：人工肛門・人工膀胱造設術前処置加算の概要、看護技術、58(11)：4-8.2012

索引

● あ行

- アレルギー性接触性皮膚炎 …… 78
- アレルギー反応 …… 62
- 胃 …… 13
- 医学的原因 …… 72
- 板状皮膚保護剤 …… 98
- 一次刺激性接触性皮膚炎 …… 78
- イレウス …… 122
- イレオストミー …… 94
- インディアナパウチ …… 31
- ウロストミー …… 95
- ウロストミー用ストーマ袋 …… 95
- 壊死 …… 53
- 壊疽性膿皮症 …… 80
- 嚥下 …… 13
- 炎症性ポリープ …… 64
- 横行結腸ストーマ …… 24
- 大村の原則 …… 34
- オストメイト …… 33

● か行

- 回腸 …… 13
- 回腸ストーマ …… 26, 117
- 回腸導管 …… 30
- 開放型ストーマ袋 …… 92
- 回盲弁 …… 13
- 潰瘍 …… 61, 64
- カウンセリング …… 35
- 化学的原因 …… 71
- 化学療法 …… 70
- 角質細胞間脂質 …… 58
- 下行結腸ストーマ …… 24
- カテーテル留置法 …… 31
- 下部尿路 …… 14
- 間欠的自己導尿法 …… 31
- 嵌合部分 …… 91
- 感染菌 …… 60
- 起炎菌 …… 60
- 危機介入 …… 35
- 偽上皮腫性肥厚 …… 61
- 既製孔 …… 90, 106
- 逆流防止機構 …… 39
- 吸収粘着剤 …… 97
- 吸着型脱臭剤・消臭剤 …… 102
- 狭窄 …… 121
- 禁制ストーマ …… 29
- 空腸 …… 13
- クリーブランドクリニックの原則 …… 34
- 継続看護 …… 124
- 傾聴 …… 35
- 係蹄式ストーマ …… 27
- 結腸 …… 13
- 結腸ストーマ …… 24
- ゲル系保護剤 …… 97
- 紅斑 …… 61
- コックパウチ …… 31
- 固定型 …… 86, 91
- 固定具 …… 100
- 粉状皮膚保護剤 …… 99
- コロストミー …… 25, 94
- コンベックスインサート …… 90

● さ行

- 細菌感染 …… 61
- 在宅療養管理指導料 …… 126
- 色素脱失 …… 62
- 色素沈着 …… 62
- 自在孔 …… 90, 106
- 失禁型ストーマ …… 29
- 社会復帰用装具 …… 115
- 自由開孔 …… 90
- 十二指腸 …… 13
- 術後合併症 …… 52
- 術後カテーテル …… 39
- 術前アセスメント …… 33
- 術前オリエンテーション …… 33

消化管	13
消化管ストーマ	15, 17, 24
消化器用ストーマ装具	86, 94
上行結腸ストーマ	24
消臭剤	102, 118
小腸	13
小腸ストーマ	26
小児用ストーマ装具	86, 104
上部尿路	14
食道	13
真菌感染	61
人工肛門	12, 59
人工膀胱	12, 59
親水性ポリマー	97
浸軟	61
腎瘻	29
スキンケア	56
ストーマ	12, 15
ストーマ外来	126
ストーマ陥没	121
ストーマ近接部	68
ストーマサイトマーキング	34
ストーマ周囲皮膚障害	122
ストーマ周囲皮膚静脈瘤	123
ストーマ処置料	126
ストーマ早期合併症	52
ストーマ装具	86
ストーマ粘膜皮膚侵入	121
ストーマの成熟	40
ストーマ晩期合併症	121
ストーマ袋	86, 92, 105, 113
ストーマベルト	100
ストーマ傍ヘルニア	122, 123
ストーマ用品	86
ストーマリハビリテーション	22
性機能障害	122
生理的原因	71
石けん	67
接触性皮膚炎	78
セルフケア	109
洗浄剤	66
洗腸用品	96
早期合併症	52
装具装着法	31

双孔式ストーマ	27
増粘剥離剤	65
疎水性ポリマー	97

● た行

代謝性合併症	117
大蠕動運動	13
大腸	13
脱臭剤	102
脱水	117
ダブルストーマ	15
単孔式ストーマ	27
単品系装具	87
腸脱出	123
腸閉塞	122
直腸	13
デルマドローム	72, 79
天然保湿因子	58
凸型	89, 105
凸面はめ込み具内蔵型	89

● な行

内固性皮膚症	72
肉芽腫	54
肉芽種	64
二品系装具	88
尿管皮膚瘻	30
尿路	14
尿路（系）ストーマ	15, 16, 19, 28
尿路変向術	18, 28
尿路変更ストーマ	28
尿路用ストーマ装具	86
二連銃ストーマ	27
ネラトンカテーテル	45
練状皮膚保護剤	99
粘着式二品系装具	88
粘着テープ貼用部	68
粘着剥離剤	101

● は行

項目	ページ
排尿障害	122
パッチテスト	78
晩期合併症	52
反応型脱臭剤・消臭剤	102
非禁制ストーマ	29
非失禁型ストーマ	29
泌尿器	14
皮膚	57
皮膚障害	61
皮膚皮膜剤	101
皮膚保護剤	97
皮膚保護剤貼用部	68
皮膚離開	54
表皮細胞	58
平型	89
びらん	61
びらん性皮膚炎	63
フードブロッケージ	117
腹帯・袋カバー	103
腹帯チューブ	100
浮腫	53
物理的原因	71
浮動型	86, 91
部分壊死	54
フランジ	86, 91
不良肉芽	61
分節運動	13
分離型脱臭剤・消臭剤	102
分離式ストーマ	27
閉鎖型ストーマ袋	92
膀胱瘻	29
放射線療法	70
保護材貼用部辺縁部	68
発疹	63
ポリマーブレンド系保護剤	97

● ま行

項目	ページ
マインツパウチ	31
マスキング型脱臭剤・消臭剤	102
面板	66, 86, 87, 89
面板ストーマ孔	44, 86
盲腸	13

● ら行

項目	ページ
離段式ストーマ	27
隆起性病変	64
ループ式ストーマ	27
瘻孔用装具	96
ロック機構	92
ロッド	45

● アルファベット

項目	ページ
NMF	58
PEH	61
S状結腸ストーマ	25

【著者紹介】
梶西 ミチコ（かじにし みちこ）

大分県立厚生学院卒業、クリーブランドクリニックETスクール
聖路加国際病院分校卒業、国際医療福祉大学大学院卒業。
福岡大学病院看護師長、糸島医師会病院看護部長兼ET（Enterostomal Therapist）ナースを歴任。
日本ストーマリハビリテーション学会理事・評議員、九州ストーマリハビリテーション研究会幹事、小児ストーマリハビリテーション研究会世話人、日本褥瘡学会評議員、老人泌尿器科研究会世話人。

【イラスト】
タナカ ヒデノリ

【キャラクター】
大羽 りゑ

【編集協力】
株式会社 エディトリアルハウス

看護の現場ですぐに役立つ
ストーマケアのキホン

| 発行日 | 2018年 5月 6日 | 第1版第1刷 |
| | 2022年 5月15日 | 第1版第3刷 |

著　者　梶西 ミチコ

発行者　斉藤　和邦
発行所　株式会社 秀和システム
　　　　〒135-0016
　　　　東京都江東区東陽2-4-2　新宮ビル2F
　　　　Tel 03-6264-3105（販売）Fax 03-6264-3094
印刷所　三松堂印刷株式会社　　　Printed in Japan

ISBN978-4-7980-5051-5 C3047

定価はカバーに表示してあります。
乱丁本・落丁本はお取りかえいたします。
本書に関するご質問については、ご質問の内容と住所、氏名、電話番号を明記のうえ、当社編集部宛FAXまたは書面にてお送りください。お電話によるご質問は受け付けておりませんのであらかじめご了承ください。